Nelson Iván Chávez Mostajo

SÍNDROMES GERIÁTRICOS PARA MÉDICOS RESIDENTES

Nelson Iván Chávez Mostajo

SÍNDROMES GERIÁTRICOS PARA MÉDICOS RESIDENTES

Integrando B-Learning en Geriatría: Una Nueva Era en la Enseñanza

Editorial Académica Española

Imprint
Any brand names and product names mentioned in this book are subject to trademark, brand or patent protection and are trademarks or registered trademarks of their respective holders. The use of brand names, product names, common names, trade names, product descriptions etc. even without a particular marking in this work is in no way to be construed to mean that such names may be regarded as unrestricted in respect of trademark and brand protection legislation and could thus be used by anyone.

Cover image: www.ingimage.com

Publisher:
Editorial Académica Española
is a trademark of
Dodo Books Indian Ocean Ltd. and OmniScriptum S.R.L publishing group

120 High Road, East Finchley, London, N2 9ED, United Kingdom
Str. Armeneasca 28/1, office 1, Chisinau MD-2012, Republic of Moldova, Europe
Printed at: see last page
ISBN: 978-613-9-40861-0

ENSEÑANZA DE SÍNDROMES GERIÁTRICOS A MÉDICOS RESIDENTES DESDE EL APRENDIZAJE B-LEARNING

Integrando B-Learning en Geriatría: Una Nueva Era en la Enseñanza

PRÓLOGO

Es un placer presentar este libro titulado "Enseñanza de Síndromes Geriátricos a Médicos Residentes desde el Aprendizaje B-Learning", donde se enfoca en la integración del aprendizaje híbrido (B-Learning) en la enseñanza de geriatría. Este texto surge como respuesta a la necesidad creciente de adaptar la formación médica a las demandas actuales y futuras de una población envejecida, ofreciendo herramientas educativas que combinan la presencialidad con las tecnologías digitales.

La geriatría, como rama de la medicina, se dedica al estudio y manejo de las enfermedades que afectan a las personas mayores, así como a la promoción de un envejecimiento saludable. En este contexto, la enseñanza efectiva y actualizada de los síndromes geriátricos se vuelve crucial para formar profesionales capaces de abordar los desafíos complejos que presenta esta etapa de la vida. Los síndromes geriátricos, tales como la inmovilidad, las caídas, la incontinencia urinaria, el deterioro cognitivo, la sarcopenia y la fragilidad, representan condiciones que afectan significativamente la calidad de vida de los adultos mayores y requieren un enfoque interdisciplinario y personalizado.

Este libro no solo presenta un compendio exhaustivo de conocimientos teóricos y prácticos sobre estos síndromes, sino que también introduce el método de aprendizaje B-Learning como una estrategia innovadora para la educación médica. A través de esta metodología, los médicos residentes tienen la oportunidad de aprender de manera flexible y dinámica, combinando las ventajas de la enseñanza presencial con las posibilidades que ofrecen las herramientas digitales.

El objetivo principal de este texto es proporcionar a los médicos residentes un recurso integral y accesible que les permita desarrollar competencias clínicas y habilidades críticas para el manejo de los síndromes geriátricos. A través de estudios de casos, ejercicios interactivos y recursos multimedia, los lectores podrán profundizar en los aspectos clínicos y éticos de la atención geriátrica, fomentando una comprensión holística y humanizada del cuidado de los adultos mayores.

Quiero expresar mi gratitud a todos los colaboradores que han hecho posible la realización de este libro. Su dedicación y compromiso con la educación médica y el bienestar de los adultos mayores han sido fundamentales para la creación de esta obra. Espero que este libro sirva como una guía valiosa y un incentivo para que los médicos residentes continúen su formación con entusiasmo y dedicación, siempre en búsqueda de la excelencia en el cuidado geriátrico.

Finalmente, invito a los lectores a explorar y aprovechar al máximo los contenidos y recursos presentados en este libro, con la convicción de que la formación continua y el aprendizaje innovador son esenciales para enfrentar los retos del envejecimiento de la población y mejorar la calidad de vida de nuestros mayores.

M.Sc Nelson Ivan Chavez Mostajo

Cochabamba 31de mayo 2024

Capítulo 1:

Introducción a la Geriatría y Gerontología

1. Introducción a la Geriatría y Gerontología

La geriatría y la gerontología son disciplinas que se ocupan de prevenir, retrasar y modificar los procesos biológicos, psicológicos, sociales y económicos asociados al envejecimiento. La gerontología estudia los aspectos del envejecimiento y la vejez a lo largo de la vida del individuo, abordándolos desde una perspectiva bio-psicosocial. (Zarebski, 2021)

La gerontología, definida por el funcionalista norteamericano Robert Butler, es la ciencia que investiga el envejecimiento en todas sus dimensiones. Butler destacó la importancia de estudiar el envejecimiento humano ya desde el siglo XVII, enfocándose en contribuciones significativas de diversos campos científicos.

La principal diferencia entre la geriatría y la gerontología es que la primera es primordialmente una disciplina asistencial, que integra técnicas, conocimientos y habilidades orientadas a la preservación del funcionamiento físico, psíquico y social a lo largo de la vida. Por otro lado, la gerontología no solo se enfoca en el aspecto asistencial sino que también investiga la evolución cronológica de todas las dimensiones del ser humano.

El objetivo de la geriatría es favorecer una vejez activa y saludable a lo largo de todo el ciclo vital. Esta disciplina se centra en problemas específicos de la tercera edad, como la polifarmacia, las caídas y los trastornos de la memoria, y en la implementación de nuevos métodos de atención como los Centros de Día, hospitales para crónicos y unidades geriátricas. (Zarebski, 2021)

Por su parte, la investigación en gerontología abarca aspectos sociológicos, económicos, epidemiológicos y fisiológicos, con el objetivo de comprender de manera integral el proceso de envejecimiento. Además, esta disciplina es fundamental para diseñar y mejorar programas de bienestar y atención para la población mayor, fomentando así un envejecimiento activo y saludable.

1.1. Geriatría y Gerontología: Definición y cobertura

Las acciones en medicina geriátrica son integrales y holísticas, considerando el entorno, el estado mental, la comorbilidad, el grado de vida independiente y social, así como las opiniones del sujeto y sus cuidadores no profesionales. El fin último es alcanzar que los adultos mayores de 65 años estén libres de enfermedades crónicas y disfruten de una buena calidad de vida. (Mazzini et al., 2023)

El objetivo general en geriatría es la prevención de enfermedades a través de la promoción de la salud y la protección contra enfermedades, diagnóstico precoz, tratamiento integral y manejo de la patología crónica controlando los factores de riesgo. Además, se busca prevenir las consecuencias negativas sobre la salud una vez que la enfermedad ya ha aparecido. (González-Montalvo et al., 2020)

En el ámbito de la salud pública, la Geriatría y Gerontología se enfocan en el estudio y la atención de las personas mayores como componentes vitales de la sociedad. Desde este enfoque, se busca mejorar la calidad de vida de los adultos mayores y prevenir enfermedades asociadas al envejecimiento. (Piña et al., 2022)

Es relevante señalar que el aumento de la población mayor ha ocasionado cambios significativos en el perfil de enfermedades. Actualmente, la mayoría de las enfermedades crónicas limitan la capacidad funcional, mientras que condiciones específicas de la vejez, como la demencia, el delirio, las caídas, la desnutrición y las úlceras por presión, son responsables del mayor deterioro funcional en las personas mayores. El deterioro funcional en ancianos frágiles conlleva un consumo elevado de recursos y una alta utilización de los mismos.

Las enfermedades crónicas, muchas de las cuales son influenciadas por el estilo de vida, representan hasta el 90% de las principales causas de muerte prematura y enfermedades, incrementando así la presencia de enfermedades degenerativas. El proceso de envejecimiento es una etapa que todos los individuos experimentan y que, frecuentemente, limita o complica la realización de actividades cotidianas. (Burgos et al., 2023)

1.2. Importancia y relevancia en la sociedad actual

El cambio progresivo en las estructuras familiares afecta las formas de cuidado de las personas mayores, manifestándose en diversas formas de discriminación, tanto implícitas como explícitas. Esto requiere que los profesionales asuman un papel activo. La evolución hacia lo que se denomina "nueva familia" o "familia poliédrica", caracterizada por una reducción en el número de miembros, en la tasa de natalidad, en el tiempo de convivencia intergeneracional, en el tamaño de las viviendas, y cambios en el rol y la ubicación de la mujer, plantea desafíos dinámicos en la atención y asistencia geriátrica, creando exigencias específicas para los profesionales de la salud. (Parrales & Molina, 2020)

La "geriatrización" de recursos, prestaciones y servicios se ha convertido en una realidad palpable, no solo en el ámbito sanitario, sino también extendiéndose a la atención de los mayores en todos los sectores de la actividad social. (Landazábal & Barboza, 2020) En este contexto, los profesionales no solo prestan asistencia a los pacientes, sino que también deben facilitar y desarrollar programas de promoción, prevención, rehabilitación y atención social, gestionar eficientemente las necesidades, tener en cuenta los deseos de los interesados, facilitar la participación familiar, conocer alternativas residenciales, y gestionar recursos económicos.

Además, el número creciente de personas mayores, que llegan a la tercera edad en condiciones físicas y psíquicas heterogéneas, eleva la demanda hacia una calidad asistencial superior. El proceso de envejecimiento poblacional ha generado un aumento exponencial del colectivo geriátrico, afectando prioritariamente la pirámide poblacional y generando demandas sociales y asistenciales altamente específicas, como problemas de socialización y la necesidad de nuevas prestaciones y servicios especializados.

Entre los factores referidos a la demanda, se reconoce ampliamente la necesidad de conocimientos en gerontología y geriatría entre los profesionales que trabajan en el ámbito social y/o sanitario. Es crucial continuar fomentando su formación continua para mejorar la calidad de vida de este sector de la población. (Arias et al., 2020) Comprender y adaptar los servicios a las necesidades específicas de los adultos mayores es fundamental para garantizar un envejecimiento activo y saludable. (Zubiria, 2024; Malan Valente, 2024)

1.3. Objetivos y beneficios de estudiar Geriatría y Gerontología

Los médicos y enfermeras de Atención Primaria adquieren conocimientos específicos para proporcionar a las personas mayores de su cartera de servicios cuidados de calidad adecuados, planificar programas de promoción de la salud, prevenir y evitar complicaciones, detectar precozmente y tratar tempranamente las enfermedades propias de la vejez, e incluir hábitos y actitudes saludables.

Los especialistas en Geriatría, así como los internistas con formación geriátrica, deben recibir una formación completa que les permita manejar situaciones clínicamente complejas y socialmente desprotegidas de los pacientes mayores. Esto incluye aplicar principios de funcionalidad, participación e independencia, y asumir un papel esencial en los procesos de valoración, prevención y tratamiento. Además, deben contribuir, dentro de un equipo multidisciplinar, a la asistencia de grupos específicos de pacientes en servicios de alta complejidad que requieran hospitalización o atención social gerontológica.

Los médicos residentes de Geriatría y Gerontología, tras familiarizarse con los conceptos básicos del envejecimiento, desarrollarán un pensamiento crítico y comprenderán la complejidad multifactorial del proceso de envejecimiento. Este conocimiento les permitirá abordar de manera efectiva el cuidado de los pacientes mayores, descubriendo los aspectos atractivos y desafiantes de esta especialidad.

Estos profesionales también conocerán en profundidad las características geriátricas de los recursos diagnósticos, terapéuticos y de prevención que se comparten con el resto de la medicina clínica. Participarán en el desarrollo de la medicina especializada y multidisciplinar dirigida a las personas mayores. Aprenderán a aplicar estos conocimientos en intervenciones clínicas y programas de salud específicos, y desarrollarán la capacidad para identificar, diseñar y aplicar proyectos de investigación que ayuden a resolver las carencias de evidencia científica en el campo geriátrico, enfocándose en aspectos preventivos y terapéuticos de determinadas enfermedades

2. Aspectos Biológicos del Envejecimiento

El proceso de envejecimiento debe entenderse como un fenómeno natural, progresivo, deletéreo y universal, ya que afecta a todos los sistemas del cuerpo. Biológicamente, se observan cambios en el ADN, la expresión génica y la función celular. Además, se producen alteraciones en el sistema inmunitario y en la homeostasis del organismo. Es crucial considerar diversos aspectos biológicos que influyen en este proceso, como la acumulación de daño celular y la disminución de la capacidad regenerativa de los tejidos, que son factores clave en el envejecimiento. (Ramírez, 2023)

La inflamación crónica y el estrés oxidativo también desempeñan roles significativos en este proceso. Asimismo, la inmunosenescencia, o envejecimiento del sistema inmunológico, aumenta la vulnerabilidad a diversas enfermedades. Los cambios hormonales son igualmente impactantes, contribuyendo a la aparición de enfermedades relacionadas con la edad y a la disminución de la capacidad funcional. (Ramírez, 2023)

La primera fase del envejecimiento marca la transición del periodo de desarrollo postnatal —en el que el organismo aumenta en tamaño y peso— a un periodo de estancamiento en el que el crecimiento cesa. Desde este punto, el tamaño de los órganos se mantiene mediante el crecimiento de las células, que eventualmente entran en la fase G0 del ciclo celular, cesando su división y alcanzando un tamaño constante. Estas células se adaptan a las demandas funcionales a través de un sistema local de retroalimentación que controla su crecimiento. Con el tiempo, las células pueden aumentar de tamaño, a veces de manera patológica, hasta alcanzar un punto de estasis nuclear, momento en el que la división celular se detiene debido a la presencia de una cantidad masiva de marcadores señaladores. (CISNEROS, 2021)

Posteriormente, se pueden observar secuencias específicas de alteraciones morfológicas en el núcleo que afectan los marcadores de envejecimiento celular y la funcionalidad de las células. Estos cambios incluyen alteraciones en la expresión génica y la acumulación de daño en el ADN, lo que contribuye al deterioro de la homeostasis celular y al desarrollo de enfermedades asociadas al envejecimiento. (CISNEROS, 2021)

2.1. Cambios fisiológicos y anatómicos en el proceso de envejecimiento

El proceso de envejecimiento se caracteriza por una serie de cambios fisiológicos y anatómicos que afectan a diversos sistemas del cuerpo. Estos cambios incluyen alteraciones en la cromatina, la metilación del ADN, modificaciones de histonas y perfiles de ARN que tienen profundas implicaciones en el funcionamiento celular (Kanasi et al., 2016).

En el cerebro, el envejecimiento conduce a cambios morfologicos en el espesor cortical, el área de superficie y el volumen de la materia gris, reflejando cambios histológicos específicos durante el proceso de envejecimiento (Lemaître et al., 2012). Las alteraciones relacionadas con la edad en la función de deglución, influenciadas por cambios anatómicos y fisiológicos en la cabeza y el cuello, aumentan el riesgo de disfagia en adultos mayores (Ney et al., 2009). Además, se observan desviaciones significativas de la linealidad en la estructura cerebral, indicativas de cambios relacionados con la edad en áreas como la corteza cerebral y el diencéfalo (Jernigan et al., 1991).

En el sistema musculoesquelético, el envejecimiento puede provocar variaciones anatómicas y cambios óseos, especialmente en la región lumbosacroilíaca de la columna vertebral (Scilimati et al., 2022). Los cambios fisiológicos y anatómicos en el suelo pélvico durante el embarazo y el posparto pueden afectar el soporte de los órganos pélvicos y la continencia (Gondim et al., 2022).

El envejecimiento también implica cambios en los mecanismos homeostáticos celulares, reducción de la masa de órganos y disminución de la reserva funcional de los sistemas del cuerpo (Nigam et al., 2012). Estas alteraciones son consecuencia de la reducción de la actividad física y del propio proceso de envejecimiento (Amarya et al., 2018).

Los pacientes crónicos presentan una complejidad que aumenta con la edad, acumulando problemas como alteraciones de la memoria, dificultades en la marcha, pérdida de audición y visión, lo que incrementa su vulnerabilidad frente a enfermedades agudas.

En la evaluación global de los pacientes geriátricos, es fundamental considerar aspectos como el estado funcional y la autonomía, el estado psicológico, emocional y motivacional, el entorno social, la calidad de vida y los roles sociales, el estado socioeconómico, la integración familiar, la dependencia, la adaptación y la realización social (González-Montalvo et al., 2020). El propósito de esta evaluación es categorizar, identificar, valorar y tomar decisiones sobre las acciones a tomar, incluyendo tratamiento y seguimiento.

La población de personas mayores es diversa en términos de salud y enfermedades. Las peculiaridades clínicas fisiopatológicas y clínico-terapéuticas en cuanto a respuesta y evolución pueden variar significativamente de un paciente anciano a otro, debido al proceso de envejecimiento, las múltiples enfermedades crónicas asociadas y sus tratamientos, así como los distintos antecedentes personales y factores ambientales (Reyna et al., 2021).

En conclusión, el envejecimiento se manifiesta a través de una multitud de cambios fisiológicos y anatómicos en varios sistemas del cuerpo. Comprender estas alteraciones es crucial para abordar los problemas de salud relacionados con la edad y desarrollar intervenciones específicas para promover un envejecimiento saludable.

2.2. Teorías del envejecimiento: biológicas y no biológicas

Considerada como teorías mecánicas (concepto cartesiano), asumen el envejecimiento como un proceso que inexorablemente conduce al deterioro y la pérdida de funciones, presentando una visión de los ancianos como individuos débiles y pasivos. (Yungplut, 2024)

Sin embargo, en la actualidad el envejecimiento se concibe con una mayor dinámica y matiz complejo en el que intervienen muchos factores, denominados teorías del envejecimiento biológico.

Siguiendo los criterios de Aristóteles, hasta el siglo XIX no se consideró el envejecimiento como un posible estudio. Desde el comienzo del conocimiento biológico y a lo largo de la Edad Media y la Edad Moderna, se considera que el envejecimiento se produce como consecuencia del calor generado en el cuerpo y que acaba siendo consumido. Será a partir del comienzo del siglo XIX, después de siglos considerando que el hombre apenas cambiaba en sus años, y que era muy fácil ser una persona mayor sabia, cuando se comenzaron a plantear numerosas hipótesis e investigaciones relacionadas con el crecimiento embrionario, desarrollo y envejecimiento. (García Montes de Oca & en Estomatología)

Las teorías del envejecimiento humano se clasifican en dos grupos, según la disciplina que las haya generado: biológicas y extrabiológicas. Históricamente, la biología ha explicado el envejecimiento basándose en las modificaciones que ocurren en el organismo con el paso de los años. Sin embargo, desde mediados del siglo XX, la multiculturalidad de la sociedad y el creciente interés por los adultos mayores han demostrado la necesidad de revisar la concepción del envejecimiento desde diferentes perspectivas, como la epidemiología, la psicología y la sociología. (LA)(Grande Aranda, 2024)

2.3. Prevención y manejo de enfermedades comunes en la vejez

La prevención de enfermedades en la vejez requiere una comprensión profunda de los mecanismos moleculares que subyacen al envejecimiento y a las patologías relacionadas con la edad. Un factor clave es la inflamación crónica, caracterizada por una regulación positiva de mediadores proinflamatorios debido al desequilibrio redox, que juega un papel importante en el envejecimiento y las enfermedades asociadas (Chung et al., 2009). Además, la inflamación crónica de bajo grado, perpetuada por factores dietéticos, puede promover condiciones como la obesidad y la osteoporosis, destacando la importancia de intervenciones en el estilo de vida para la prevención de enfermedades (Ilich et al., 2014).

En el ámbito de la salud renal, es crucial un enfoque integral que incluya la detección temprana y el tratamiento oportuno para mitigar el daño renal y prevenir la enfermedad renal crónica, destacando la lentitud y progresión de esta patología (Carrillo-Ucañay et al., 2022). Las estrategias preventivas deben, por tanto, abordar los procesos inflamatorios subyacentes, las influencias dietéticas y las vulnerabilidades de órganos específicos para fomentar un envejecimiento saludable y reducir la carga de enfermedades relacionadas con la edad.

Actualmente, la Geriatría se reconoce como una ciencia con identidad propia, que integra disciplinas propias y busca la integración con las ciencias básicas y clínicas, más allá de ser simplemente una síntesis de conocimientos aislados. Inicialmente, estos conocimientos eran esenciales para los médicos tradicionales y la supervivencia de pacientes crónicos con pronóstico reservado. En el contexto de pacientes con enfermedades terminales, el objetivo ha sido mantener al enfermo en su entorno familiar, intentando manejar las crisis sin necesariamente resolverlas.

Además, es crucial reconocer las enfermedades que afectan con mayor frecuencia a los ancianos, como la hipertensión, que afecta al 50% de la población mayor de 60 años y al 75% de los mayores de 79, así como las enfermedades cardiovasculares, las artropatías (15-30%), la artritis reumatoide (10%) y la osteoartritis en las grandes articulaciones (Montesino et al., 2022; Álvarez-Ochoa et al., 2022).

El geriatra debe ser capaz de filtrar y organizar una gran cantidad de información desorganizada, adquiriendo habilidosamente pequeñas dosis de tecnología que beneficiarán a los pacientes. Su labor se fundamenta en la premisa de "sanar en casos particulares, aliviar con frecuencia y brindar consuelo siempre", siguiendo la famosa frase de Francesc de Paula

3. Aspectos Psicológicos y Sociales del Envejecimiento

El envejecimiento de los adultos mayores conlleva una serie de cambios psicológicos que implican la aceptación de este proceso. Estos cambios pueden generar conflictos internos y el temor a convertirse en una carga para otros, aspectos profundamente sentidos por muchas personas mayores. (Huerta Pozo, 2021)

Adicionalmente, surge el miedo a estar en una situación de vulnerabilidad, un fenómeno conocido como ancianofobia. (Agualongo Chela & Ninabanda Agualongo, 2023) Estos temores provocan reacciones en las personas mayores que, aunque similares a las vividas en etapas anteriores de la vida, dificultan su adaptación al entorno actual de manera rápida.

A medida que envejecemos, nuestras relaciones personales experimentan transformaciones significativas. El proceso de envejecimiento nos sitúa en un entorno socioafectivo diferente al que estábamos acostumbrados, afectando nuestro rol en la sociedad. Los cambios psicológicos que acompañan al envejecimiento, junto con las características individuales de cada persona, impactan todas las funciones sociales en las que participamos, incluyendo los sistemas de afrontamiento social que nos brindan apoyo en momentos de desamparo o incluso pueden ser utilizados para obtener beneficios económicos.

Alvear (2024) destaca que el hombre, al nacer y morir, es un ser social. Al llegar a la vejez, se presenta el fenómeno del envejecimiento que involucra cambios tanto en la biología como en la memoria. Estos cambios desafían la esencia de lo que somos y afectan nuestra actitud global, creando una brecha interna y afectando nuestra esfera psicoemocional.

Con el envejecimiento, la persona mayor experimenta una pérdida gradual de cualidades que lo definen tanto ante sí mismo como ante los demás. Esta situación puede condicionar al aislamiento y a la aparición de sentimientos de inadaptación al medio que lo rodea. A medida que avanzamos en edad, nuestras interacciones con el entorno familiar y social tienden a disminuir, exacerbando estos sentimientos de alienación. (Tomalá & Rivera, 2023)

3.1. Salud mental y emocional en la vejez

El envejecimiento tiende a ser malinterpretado por un deterioro físico, emocional y cognitivo. (Iglesias et al.2024) A medida que pasan los años, es cierto que las personas experimentan cambios emocionales y cognitivos, pero no todos son negativos.

Los estudios muestran que las cinco dimensiones emocionales (estrés, emociones positivas y negativas, ansiedad y depresión) disminuyen significativamente con la edad. (Camacho Torres & Trejo Bravo, 2023) Tanto la ansiedad como la depresión disminuyen considerablemente a partir de los 65 años. Esto se debe en gran parte al deterioro cognitivo asociado con el envejecimiento, así como a enfermedades crónicas y eventos estresantes de la vida.

Una de las principales conclusiones sobre los adultos mayores (más de 65 años) es que aproximadamente la mitad de ellos puede necesitar apoyo médico para mejorar su calidad de vida, mientras que el resto aprende a tolerar sus síntomas y continuar con sus actividades diarias. Este fenómeno puede ser justificado mediante el enfoque analítico al enfrentarse a los obstáculos que surjan durante la vejez, así como al adoptar un pensamiento positivo o resiliente. (Velasco Gaibor, 2022)(Salas et al.2021)

Algunos elementos destacados que pueden contribuir a una vejez "exitosa" incluyen: mantener una buena salud, participar en actividades gratificantes y productivas, utilizar el tiempo de manera creativa, contar con la capacidad de adaptarse a circunstancias cambiantes y estresantes, enfrentar los contratiempos de la vida con buen ánimo, tener expectativas realistas, estimular la actividad cognitiva a través de la formación continua y el interés en asuntos actuales, mantener una vida social activa, gozar de un buen estado económico o sentir satisfacción con el que se tiene.

3.2. Adaptación a cambios de roles y circunstancias

Convertirse en abuelo después de los 65 años frecuentemente implica la necesidad de modificar los patrones de relación con los hijos, respetando el nuevo rol de sus parejas. Este cambio en la dinámica familiar coincide muchas veces con la jubilación, lo cual permite al abuelo asumir un nuevo papel en la relación con los nietos, alterando parcialmente la dinámica generacional. Este rol puede ser muy gratificante y compensa, en cierta medida, la salida del mundo laboral. Por lo tanto, el retiro no representa necesariamente una disminución en el número de roles sociales, sino más bien un período de ajuste y recombinación de los roles previamente establecidos.

Para las parejas mayores, la jubilación también implica adaptarse a una convivencia diaria y total más prolongada. Esto se debe a que, a diferencia del tiempo pasado juntos durante la actividad laboral y los fines de semana, la jubilación conlleva un incremento significativo en la cantidad de tiempo compartido. Además, se enfrentan al desafío de integrarse en el grupo de personas mayores, lo que puede significar una nueva dinámica social para ellos.

En situaciones donde uno de los miembros de la pareja queda viudo, es necesario ajustarse a cambios significativos en su situación socioafectiva. La viudez puede complicar la aceptación de esta nueva realidad y anticipa desafíos en el control adecuado de las enfermedades, que son necesarias para preservar una salud óptima. La adaptación a la viudez, por lo tanto, implica navegar por múltiples variables que pueden dificultar la transición hacia una nueva fase de vida.

3.3. Apoyo social y redes de soporte

Dentro del marco de la teoría del estrés, es de suma importancia tener en cuenta dos conceptos esenciales: la percepción de apoyo social y la socialización relacional. (Cedillo, 2020)(Olivares Ramírez, 2021)

Si partimos de la premisa de que la carencia de apoyo puede generar estrés, podemos afirmar que lo que realmente importa es, por un lado, la relevancia de la percepción subjetiva de cada individuo en una situación específica, en la cual se siente respaldado y respaldada socialmente.

Por otro lado, también cobra relevancia el sistema de socialización personal. Desde esta perspectiva, el ser humano tiene la capacidad de organizar su entorno interpersonal de manera estructurada, dependiendo de la presencia o ausencia de personas significativas, utilizando variables tales como el número, la calidad y la estabilidad.

Los organismos sociales que ejercen influencia sobre la persona conforman una red personal, la cual puede dividirse en aquellos organismos significativos que tienen una influencia directa sobre el individuo receptor de la red, y aquellos otros a cuyo "rol" el sujeto se adhiere (red de relaciones). (Reyes Sanchez & Sandoval Bocanegra, 2023)

El apoyo en momentos difíciles y la sensación de ser parte de una red de relaciones gratificantes que brinden ayuda, aprecio, afecto e información adecuada pueden tener efectos protectores significativos sobre la salud. Las relaciones sociales pueden conferir al individuo un sentido de pertenencia a un colectivo, identidad, propósito y orientación, basados en los roles asumidos dentro del grupo. Por el contrario, la ausencia de vínculos significativos puede desencadenar procesos de reactividad amplia, haciendo al individuo vulnerable a las demandas de autoatribución de culpa por su situación y a las presiones de las normas sociales, lo que altera la autoestima y genera sentimientos de aislamiento. (Reyes Sanchez & Sandoval Bocanegra, 2023)

En este contexto, frente a amenazas de pérdida o al enfrentarse a la confrontación con una norma, la presencia de relaciones significativas juega un papel crucial mediante procesos de regulación, protección o restricción. Esto facilita la adaptación a las nuevas exigencias y desafíos, demostrando cómo las conexiones interpersonales significativas no solo enriquecen nuestra vida emocional, sino que también son fundamentales para nuestra capacidad de adaptación y bienestar psicológico

4. Aspectos Éticos y Legales en Geriatría y Gerontología

La población anciana es especialmente sensible y requiere de consideraciones éticas que atiendan a su vulnerabilidad. Aunque los principios bioéticos clásicos son aplicables en general, en el colectivo de ancianos cobran especial importancia los principios de autonomía, beneficencia y no maleficencia.

Dado que los ancianos suelen presentar una alta prevalencia de pluripatologías y en algunos casos limitaciones funcionales, la atención médica se orienta preferentemente hacia el confort y alivio, más que hacia intervenciones diagnóstico-terapéuticas agresivas. Esto ayuda a evitar la institucionalización y favorece el mantenimiento de la autonomía del paciente.

Es crucial que las intervenciones médicas respeten los deseos del paciente y su autonomía. También es vital asegurar que se cumplan los principios de beneficencia y no maleficencia, proporcionando una atención integral y de calidad que promueva la autonomía del paciente en la toma de decisiones sobre su salud.

Para el anciano hospitalizado, es importante planificar adecuadamente su ingreso, evitando actuaciones urgentes innecesarias y el uso excesivo de pruebas complementarias que no modificarían el plan de cuidado. Además, la tecnología y los avances médicos no deben desplazar la importancia de una anamnesis y exploración física detallada, ni minimizar la relevancia de mantener un informe completo que refleje los deseos y circunstancias del paciente.

Es necesario obtener un consentimiento informado para cada procedimiento diagnóstico y terapéutico que implique riesgos, incluso para procedimientos menores. Este consentimiento debe estar documentado en el expediente médico, junto con las medidas tomadas para apoyar al paciente en la toma de decisiones relacionadas.

En caso de que el paciente firme un consentimiento informado o sea ingresado en un centro de salud, es esencial identificar claramente a los interlocutores válidos en situaciones donde el paciente no pueda expresar sus deseos. Esta información debe constar en el historial clínico, respetando la legislación aplicable, y debe incluir cualquier decisión previa tomada ante circunstancias clínicas específicas, explicando los valores y principios aceptados por el paciente a él mismo, a su familia o a su representante legal, con el fin de brindar el apoyo necesario para tomar decisiones adecuadas.

4.1. Principios éticos en el cuidado de personas mayores

Otro principio importante en la ética médica es el de "No maleficencia", es decir, la obligación de no hacer daño. Este principio debe ser respetado tanto antes de diagnosticar una enfermedad como de proponer un tratamiento. Unido a este principio está el de "beneficiencia", es decir, el de promover el bien para el paciente, proponiendo y aplicando los tratamientos para el bien del paciente y suponiendo el menor perjuicio posible con los mismos.

Complementariamente, el médico tiene la obligación de respetar y mantener la confidencialidad de toda la información que le llegue a través de su consulta, asumiendo el secreto profesional.

Esta obligación se adquiere por diversos motivos. El individuo acude al médico con la confianza de que los datos que le comunique para ser tratado no serán difundidos y el médico no puede realizar su trabajo efectivamente sin una información veraz y completa que sólo se consigue despejando el temor del paciente. Por tanto, el médico debe guardar secreto acerca de lo que le confía el paciente salvo que exista convicción de que la no transmisión de la información tenga como consecuencia un daño para el individuo o la sociedad.

El Código Deontológico Médico establece que el médico debe respetar la dignidad de la persona y su intimidad, tanto del anciano como del resto de las personas, evitando discriminaciones por razón de la edad. De esta manera, no se puede adoptar como única alternativa terapéutica para el anciano la derivada de su edad, sino que debe tenerse en cuenta el juicio clínico y actuar con iguales cualidades éticas.

Unido a la dignidad del individuo está el principio de autonomía, es decir, el paciente tiene derecho a recibir la información necesaria para tomar sus propias decisiones respecto a su vida y salud.

4.2. Legislación y derechos de las personas mayores

El derecho internacional humanitario está específicamente destinado a proteger a las personas mayores. La Asamblea General de las Naciones Unidas celebró en el año 1991 en su sede de Viena la Asamblea Mundial sobre el Envejecimiento: "Por una Sociedad Para Todas las Edades". Se reafirma el derecho del hombre a una vida prolongada y saludable, a la protección jurídica, protección física y apoyo en la tercera edad, considerando este objetivo a escala nacional e internacional, en el campo social, económico y humanitario. (Torres et al.2023)

La Carta de Derechos Humanos de la Gerontología es un documento sociopolítico que pretende explicar, analizar y denunciar en clave de derechos humanos el fenómeno, abigarrado y complejo, del Envejecimiento. Se pretende también llamar la atención sobre la realidad existente, sus raíces y el sistema socioeconómico que subyace como causante inmediato de otras realidades y problemas que suelen ocultar las anteriores.

Y en particular, se pretende comprometer esfuerzos, acciones y denuncias con el propósito de fomentar el cambio social y cultural entre las personas involucradas de distintas maneras: profesionales, familiares, usuarios y los propios ancianos. (Torres et al.2023)

La normativa relacionada con la tercera edad, tanto a nivel internacional, nacional como autonómico, es en la actualidad muy extensa. Este hecho se debe al aumento de la esperanza de vida y al crecimiento de la población anciana en los países occidentales.

Entre los cincuenta países del continente africano e intertropical, se redactó un "Plan de Acción de Lagos", el cual aborda siete aspectos vinculados a las personas jubiladas.

Por su parte, la Organización para la Cooperación y el Desarrollo Económicos implementó la Declaración de los Principios y Recomendaciones Distributivas en relación con las actividades privadas de preparación para la vejez, en los veinte países más industrializados.

En el ámbito de la Unión Europea, el Tratado de Maastricht considera fundamental analizar los gastos sociales con el fin de identificar situaciones que excedan las capacidades de un estado y que, en cambio, puedan ser financiadas de manera colectiva.

4.3. Ética en la investigación geriátrica

El consentimiento informado es de vital importancia para la utilización de los datos obtenidos en un protocolo de investigación.

El paciente geriátrico deberá recibir una extensa información sobre los objetivos del estudio, la metodología, las posibles alternativas de tratamiento al estudio (incluyendo el estándar de tratamiento), las interacciones de los medicamentos, los beneficios y los potenciales riesgos.

Asimismo, se debe mencionar lo que hace difícil la comprensión del procedimiento, como la cantidad de medicamentos y los exámenes necesarios. Debe dársele la oportunidad al paciente de considerar esta información, ya sea por escrito o verbalmente.

El investigador deberá asegurarse de que el adulto mayor confía en el profesional de la salud que lleva a cabo el protocolo y no discriminar a las personas que no participen, premiando a los que sí lo hagan.

A lo largo de la historia, existieron situaciones en las que la investigación comprometió el bienestar psicofísico del paciente geriátrico que formaba parte del estudio. Algunos autores los describen de forma generalizada. Por ejemplo, Hipócrates menciona a los médicos adinerados que realizaban investigación desmedida y sin escrúpulos con tal de tener prestigio y poder. En la Ética a Nicómaco, Aristóteles menciona que las cosas son juzgadas buenas o malas con relación a sus efectos. Galeno cuenta que no se debe comprometer la funcionalidad del enfermo con el fin de experimentar. Y ya en épocas contemporáneas, la infame cadena de Núremberg marca el hito del respeto y consideración del paciente que participa en un estudio.

En la actualidad, la participación de los adultos mayores en proyectos de investigación ha ocupado un lugar decisivo en la comunidad científica, debido a que una parte importante de los avances que la medicina ha alcanzado en épocas pasadas ha sido gracias a los numerosos aportes y participaciones voluntarias de personas de 65 años o más.

5. Evaluación Geriátrica Integral

La valoración geriátrica integral (VGI) es una herramienta fundamental en la atención de adultos mayores. A pesar de la importancia de la VGI, se ha observado una falta de aplicaciones móviles centradas en esta área, a pesar de su potencial para reducir hospitalizaciones, discapacidad y mortalidad (Bautista-Mier et al., 2021). La VGI es un enfoque multidimensional que abarca aspectos médicos, afectivos, cognitivos, funcionales, sociales y espirituales, lo que la convierte en una herramienta integral para la atención de la población adulta mayor (Martínez et al., 2022).

La evaluación geriátrica integral es de suma importancia en el cuidado y tratamiento de la población anciana. A diferencia de otras etapas de la vida, en la vejez las personas suelen enfrentar enfermedades crónicas y presentan una menor reserva fisiológica.

Estos individuos suelen tener dificultades para tolerar cambios en su equilibrio interno, lo que a menudo lleva a trastornos funcionales secundarios a la enfermedad y, en última instancia, a la muerte. Es fundamental que la medicina destinada a la población anciana sea capaz de brindar cuidados adaptados a estas características específicas.

5.1. Componentes de la evaluación geriátrica

Valoración Geriatrica Integral es un riguroso análisis del estado de salud del anciano con el fin de planificar el cuidado y tratamiento individualizado.

Se conoce también como valoración geriátrica completa y se traduce en la respuesta a la necesidad de desarrollo de programas de valoración para los ancianos, centrados en dos propósitos: detectar y tratar los trastornos agudos o crónicos en el anciano con el fin de reducir los síntomas y minimizar las consecuencias de la enfermedad; y en segundo lugar, identificar e intervenir sobre los déficits específicos que contribuyen a la discapacidad y dependencia. Según Kirkwood y Melzer, dentro de la valoración de un adulto mayor se encuentra el conocimiento y la consideración de las características vinculadas a cuatro dominios diferentes pero interdependientes: biológico, fisiológico, patológico y social. Los títulos de los mismos señalan directamente las características analizadas en cada dominio.

Cada uno de los componentes que conforman a un individuo, al estar aislados, presenta características distintas dependiendo de la etapa de la vida que se trate. Sin embargo, estas características, que de por sí ya son diferentes, adquieren un valor especial en una etapa en la que no se disponen de tantos "recursos", tanto desde el punto de vista funcional como fisiológico y aún patológico, para llevar a cabo una vida lo más autónoma posible.

Los avances simultáneos en Geriatría y Gerontología a finales del siglo XX hicieron que se replanteara esta situación. La alta prevalencia y la influencia de los procesos patológicos (especialmente la demencia y las enfermedades del sistema locomotor) sobre el deterioro funcional, o la actividad patológica que subyace a los llamados síndromes geriátricos (caídas, incontinencia e inmovilización), aumentan la complejidad en esta etapa de la vida que de por sí es complicada.

5.2. Herramientas y escalas de valoración en geriatría

En el campo de la geriatría, la valoración geriátrica integral (VGI) juega un papel crucial en la evaluación de la salud y el bienestar de los adultos mayores, La VGI es una herramienta multidimensional que considera no solo los aspectos médicos sino también las dimensiones emocionales, cognitivas, funcionales, sociales y espirituales de un individuo, lo que la convierte en un instrumento clave para brindar atención integral a las personas mayores (Martínez et al., 2022). Este enfoque holístico es esencial para abordar las diversas necesidades de los adultos mayores, especialmente en el contexto del tratamiento de enfermedades terminales, donde factores más allá de la enfermedad en sí pueden afectar significativamente los resultados (Beracasa et al., 2021).

Si bien la VGI es una herramienta valiosa, su implementación a veces puede ser un desafío debido a las limitaciones de tiempo y la falta de métodos estandarizados para las evaluaciones geriátricas en entornos ambulatorios (Beracasa et al., 2021). En tales casos, las herramientas de evaluación más breves se vuelven esenciales para predecir y gestionar de manera eficiente los tratamientos en adultos mayores. Estas herramientas más breves pueden proporcionar información valiosa sobre el desempeño funcional, el estado cognitivo y el apoyo social, lo que ayuda en los procesos de toma de decisiones (Beracasa et al., 2021).

En el ámbito de la atención geriátrica, el uso de aplicaciones móviles para la valoración geriátrica integral está ganando atención por su potencial para reducir las hospitalizaciones, la institucionalización, la discapacidad y la mortalidad (Bautista-Mier et al., 2021).

Si bien muchas aplicaciones móviles en geriatría se centran en el manejo de enfermedades crónicas, la estimulación cognitiva y la actividad física, existe un reconocimiento cada vez mayor de los beneficios de incorporar aplicaciones centradas en VGI en la práctica clínica. Estas aplicaciones tienen el potencial de revolucionar la atención geriátrica al proporcionar medios accesibles y eficientes para realizar evaluaciones y mejorar los resultados de los pacientes (Bautista-Mier et al., 2021).

La evaluación funcional es un componente crítico de la atención geriátrica, especialmente para identificar limitaciones y predecir la discapacidad en adultos mayores (Ocampo et al., 2017). La implementación de herramientas de evaluación funcional en la práctica clínica puede ayudar a monitorear la progresión de las discapacidades y guiar los planes de atención para las personas mayores, particularmente aquellas en entornos institucionales. Al utilizar escalas de evaluación funcional, los proveedores de atención médica pueden comprender mejor las necesidades cambiantes de los adultos mayores y adaptar las intervenciones para mejorar su calidad de vida (Ocampo et al., 2017).

La depresión es una preocupación común entre la población de edad avanzada y la Escala de Depresión Geriátrica (GDS) es una herramienta ampliamente utilizada para evaluar los síntomas depresivos en adultos mayores (Almeida y Almeida, 1999). La confiabilidad y validez del GDS lo convierten en un instrumento valioso para identificar y manejar la depresión en pacientes geriátricos. Dada la alta prevalencia de depresión en las personas mayores y su impacto en el bienestar general, herramientas como el GDS desempeñan un papel crucial para garantizar una atención integral a los adultos mayores (Almeida y Almeida, 1999).

En el contexto de la evaluación del dolor, las escalas de calificación numérica (NRS) se emplean comúnmente para evaluar la intensidad del dolor en entornos clínicos y de investigación (Hidalgo et al., 2021). El NRS permite a los observadores asignar puntuaciones subjetivas a diferentes niveles de dolor, proporcionando un método estandarizado para la evaluación del dolor. Al utilizar herramientas como el NRS, los profesionales de la salud pueden monitorear y controlar eficazmente el dolor en los adultos mayores, mejorando así su calidad de vida y los resultados generales de la atención (Hidalgo et al., 2021).

En los servicios geriátricos españoles se utilizan diversas herramientas de evaluación para evaluar la salud y el estado funcional de los adultos mayores (Ruano et al., 2014). Estas herramientas son esenciales para brindar una atención integral adaptada a las necesidades específicas de las personas mayores. Al incorporar una variedad de instrumentos de evaluación, los profesionales sanitarios de los servicios geriátricos españoles pueden garantizar una evaluación exhaustiva de los pacientes mayores, lo que conducirá a intervenciones más personalizadas y efectivas (Ruano et al., 2014).

La evaluación de enfermería en entornos geriátricos desempeña un papel vital a la hora de captar las necesidades holísticas de los adultos mayores, en particular de aquellos que residen en residencias de ancianos (Sánchez et al., 2007). Al utilizar herramientas integrales de evaluación de enfermería que abarcan diversos dominios, como aspectos físicos, mentales, sociales y funcionales, las enfermeras pueden desarrollar planes de atención individualizados que aborden los requisitos únicos de los residentes de edad avanzada. Estas herramientas de evaluación sirven como hoja de ruta para brindar atención de calidad y promover el bienestar de los adultos mayores en entornos institucionales (Sánchez et al., 2007).

En el contexto de la evaluación del riesgo de úlceras por presión, la utilización de escalas estandarizadas para evaluar el riesgo de desarrollar úlceras por presión es crucial para prevenir estas condiciones debilitantes en adultos mayores (Fernández et al., 2008). Entre estas encontramos la escala de Braden y la escala de Norton. Al emplear herramientas de evaluación validadas, se pueden identificar a las personas con mayor riesgo de sufrir úlceras por presión e implementar intervenciones específicas para mitigar estos riesgos. Estas escalas son instrumentos valiosos en la atención geriátrica, ya que ayudan en la detección temprana y la prevención de lesiones cutáneas en adultos mayores vulnerables (Fernández et al., 2008).

El concepto de evaluación geriátrica integral (VGI) es fundamental tanto en entornos hospitalarios como de atención primaria, ya que permite a los profesionales de la salud brindar atención holística y de alta calidad a los adultos mayores (Wanden-Berghe, 2021). El personal médico puede obtener una comprensión integral del estado de salud, las capacidades funcionales y los sistemas de apoyo social de un paciente mayor, lo que permite intervenciones personalizadas que aborden las necesidades individuales de las personas mayores. El enfoque holístico garantiza que los adultos mayores reciban una atención personalizada y eficaz que tenga en cuenta sus circunstancias y desafíos únicos (Wanden-Berghe, 2021). La evaluación integral a través del abordaje de los diferentes sistemas del paciente (circulatorio, respiratorio, motor, sensitivo, psíquico) por la exploración funcional nos proporcionará el estado actual del paciente y nos ayudará a establecer las situaciones de salud determinantes. Algunas enfermedades pueden dar lugar a síndromes geriátricos como la inestabilidad, los síncopes, las caídas, las enfermedades iatrogénicas, el deterioro funcional y la pérdida de autonomía. Estas enfermedades pueden desencadenar los motivos de consulta más comunes en este grupo de edad.

Se debe realizar la identificación de la enfermedad previa, enfermedades de la historia clínica que tienen relación con el cuadro actual, la localización y el tipo. También se debe realizar una valoración de los antecedentes personales y psicosociales. Es importante descartar enfermedades recientes, infecciones, malnutrición, fracturas, enfermedades del sistema nervioso y secuelas de accidentes, así como casos de pacientes maltratados. A diferencia del adulto joven, el adulto mayor tiene un pronóstico a corto plazo y la pérdida de funcionalidad disminuye rápidamente su calidad de vida.

En el análisis geriátrico se deben emplear las herramientas necesarias para evaluar de manera integral al adulto mayor.

El equipo multidisciplinario, conformado por médicos, enfermeros, fisioterapeutas, terapeutas ocupacionales, psicólogos y trabajadores sociales, debe buscar obtener la máxima información en la evaluación y planificación de la intervención con el adulto mayor.

Es fundamental utilizar escalas de evaluación apropiadas al contexto en el que se van a utilizar: ya sea en el ámbito extrahospitalario, hospitalario, en residencias, domicilios o centros de día. El tiempo requerido para completar la escala debe ser adecuado al contexto en el que se aplica.

5.3. Interpretación de resultados y planificación de cuidados

Como recurso para identificar los cambios en el sujeto de edad avanzada, los profesionales contamos con una variedad de escalas o criterios que nos acercan a la sintomatología.

Podemos mencionar el Indice de Masa Corporal (IMC), el baremo visual de Snellen, la escala de Folstein, la escala geriátrica de depresión, el MINIMENTAL, entre otros. Todos ellos deben ser analizados con una actitud crítica, sin dejarse llevar por un solo dato. Es fundamental recopilar una historia clínica detallada y precisa, ya que esta guía nuestras intervenciones hacia las necesidades del individuo mayor. En caso de que falten datos personales, siempre buscamos a los familiares para llenar ese vacío.

Consideramos como parte del envejecimiento normal (dentro de los límites de una pérdida patológica evitable) la disminución del peso corporal, de la visión o audición (hasta cierto punto); la alteración de la movilidad, el sentimiento de soledad o insatisfacción; la disminución del deseo sexual. Bajo el término envejecimiento normal, nos referimos a la declinación funcional que se espera con el paso de los años; la consideramos generalmente irreversible y no relacionada con la enfermedad. Lo importante es encontrar el punto exacto para identificar la situación patológica y establecer como objetivo el mantenimiento y recuperación del mayor nivel posible de bienestar del individuo.

La normalidad radica en el equilibrio y bienestar total del ser humano.

Con el paso de los años, el individuo va experimentando la disminución de sus capacidades y muchas de estas señales prepatológicas las percibimos como normales en el proceso de envejecimiento (arrugas en la piel, pérdida de cabello, entre otros).

6. Intervenciones y Tratamientos en Geriatría

En el ámbito sanitario, el control de los factores de riesgo es crucial, dado que la enfermedad es una situación irreversible y perjudicial que, sin embargo, puede ser susceptible a la prevención y vigilancia, especialmente en sus etapas iniciales. El enfoque se centra principalmente en la prevención primaria, cuyo objetivo es evitar la aparición del daño, y en la prevención secundaria, que busca detectar y tratar las enfermedades en sus fases tempranas.

Aunque es importante prevenir la enfermedad, también es crucial considerar que la atención geriátrica se enfoca en gran medida en aliviar los síntomas para mejorar el bienestar del paciente. En otras palabras, se intenta aliviar los problemas cuando sería más efectivo adoptar medidas preventivas, ya que cuantos menos síntomas aparezcan, menos tratamiento será necesario. (Orozco et al., 2024; Pinilla et al., 2020)

La intervención propuesta para el adulto mayor y sus molestias se basa en la búsqueda de la "calidad de vida", especialmente cuando se trata de dolencias que son irreversibles. (Muñoz Toledo & Ochoa Cueva, 2023) Este concepto no solo se centra en abordar los problemas desde el ámbito de la salud, sino también en considerar la autopercepción del individuo, sus relaciones sociales y su integración en su entorno. La atención y el cuidado de los adultos mayores implican el uso de numerosos recursos y están relacionados con una amplia gama de problemas, estrategias y elementos a considerar. (Castro Silva, 2022

6.1. Farmacología en la vejez

El cambio en el volumen de distribución resulta impredecible, este tiende a aumentar en la mayoría de los medicamentos, provocando así una mayor vida media de los mismos.

La eliminación de muchos fármacos se encuentra reducida en los ancianos, especialmente aquella que se lleva a cabo a través de la orina. La demora en el funcionamiento gastrointestinal también afecta la absorción, ya sea debido a un tránsito más lento (por la disminución del tono del músculo liso), afección de la mucosa o por fármacos como los antiácidos, los cuales disminuyen la absorción de los barbitúricos y de la digoxina.

La alteración en la sensibilidad a los agonistas simpaticomiméticos y colinomiméticos, los cambios en la función cerebral y los efectos del estrés y las enfermedades crónicas influyen en el comportamiento de los medicamentos. Esta variabilidad en las respuestas a los fármacos requiere de una observación periódica de los mismos y, cuando sea posible, evitar su uso.

La insuficiencia renal y la atrofia de numerosos órganos adquieren especial relevancia. Los cambios hepáticos y renales son pertinentes, dado que el hígado y el riñón son los órganos encargados del metabolismo y la eliminación de la mayoría de los medicamentos. Por lo general, el hígado reducirá su metabolismo de los fármacos con el paso del tiempo, aunque existen fármacos que no alteran su metabolismo. No obstante, hay algunas excepciones de fármacos cuyo metabolismo se ve afectado. La mayoría de los fármacos disminuyen su aclaramiento renal, lo cual implica un mayor efecto farmacológico, ya que se mantiene elevado su nivel plasmático.

6.2. Rehabilitación y fisioterapia en personas mayores

La fisioterapia actúa mejorando desde su campo de acción musculoesquelético, tanto el tono muscular espástico y los acortamientos musculares como las hiperlaxitudes, estando recomendada en aquellas enfermedades cuyos tratamientos médicos no producen una mejoría significativa

En el caso de las enfermedades degenerativas, como por ejemplo el Parkinson, la terapia física no se limita únicamente a ser un tratamiento paliativo que se administre en las etapas avanzadas de la enfermedad. Sin embargo, tampoco se pueden reducir por completo las discapacidades en las primeras etapas con nuevas acciones farmacológicas, por lo que es necesario abordar tanto la alteración del movimiento mediante medicación adecuada como la fisioterapia correcta. Estos esfuerzos ayudarán a reducir las posibilidades claras de desarrollar complicaciones motoras y los riesgos tanto para el paciente como para sus familiares. Por esta razón, es habitual actuar como si la medicación nunca pudiera lograr los resultados deseados en movimientos específicos.

En general la estrategia consiste en adecuar la rehabilitación a la discapacidad que se presente y a la condición médica que se manifieste. Así, aparte de un tratamiento geriátrico completo (control de factores de riesgo cardiovascular, detección y tratamiento de la sarcopenia, osteoporosis, etc.), en los pacientes que la padezcan añadiremos una fisioterapia específica.

Esto resultará de gran interés para nuestros ancianos, sobre todo cuando se presenta incapacidad de realizar ejercicios de transferencia y la cinesiterapia activa apenas se podrá llevar a cabo, por lo que la fisioterapia activa basará su tratamiento en la inhibición de reflejos anómalos, relajación muscular, técnicas de inhibición del tono reflejo e inhibición de la función patológica.

6.3. Cuidados paliativos y atención al final de la vida

Los cuidados paliativos van más allá de la prevención y tratamiento del dolor y otros síntomas. También promueven la atención ética y humana de pacientes y familiares, así como la asistencia para el tratamiento espiritual, todo ello brindando un ambiente digno y cómodo. El objetivo de los cuidados paliativos consiste en controlar todos los síntomas generados por una enfermedad terminal, con el fin de asegurar la mejor calidad de vida posible, además de brindar apoyo a los familiares y cuidadores. El paciente, a pesar de ser consciente de la naturaleza irreversible de su enfermedad terminal, puede y debe participar en todo lo relacionado con sus planes futuros.

La importancia de la prevención y el manejo completo de la evolución clínica de cualquier enfermedad son razones fundamentales para involucrar a todos los profesionales y el equipo médico en la atención paliativa.

No obstante, el final de la vida no siempre es el resultado parcial o final del tratamiento de una enfermedad específica. En ocasiones, la muerte llega como consecuencia de una combinación de problemas derivados de la atención médica de síntomas parciales o diagnósticos secundarios, así como de las limitaciones propias del envejecimiento. (Arroyo et al.2022)

El manejo de esta compleja situación requiere el conocimiento y las habilidades del enfoque paliativo. El médico, que ha sido el acompañante del paciente a lo largo de su vida, presencia el resultado final de un proceso evolutivo fisiológico complejo, que se manifiesta con un ritmo de deterioro final.

7. Investigación y Avances en Geriatría y Gerontología

Concluimos esta sección destacando, de manera general, algunas de las áreas del conocimiento en las que en las dos últimas décadas se han producido los avances más significativos en relación a la Geriatría y a la Gerontología.

La investigación en este ámbito ha permitido adquirir un mejor conocimiento y análisis de los problemas específicos de salud de la población de edad avanzada, logrando al mismo tiempo identificar y desarrollar intervenciones más adecuadas, así como determinar el impacto que estas tienen en la salud y en la calidad de vida del paciente mayor. Entre las áreas que se han señalado como las que más avances han experimentado se encuentran: todos los aspectos relacionados con el proceso de envejecimiento normal y las enfermedades crónicas que afectan a las personas de edad avanzada.

Desarrollo de proyectos: Existen muchas organizaciones que llevan a cabo programas de apoyo a la investigación en los campos de Geriatría y Gerontología. En Europa, IAGG-Europe ha establecido una red para intercambiar ideas y fomentar la creación de propuestas conjuntas, permitiendo que circulen entre sus miembros. Respetando las particularidades de cada país, tanto las propuestas a nivel nacional como las dirigidas específicamente a organismos internacionales y sus diversos programas son igualmente relevantes.

Puesta en marcha de la investigación: La ejecución de los proyectos implica la necesidad de buscar pacientes, recolección de datos, trabajo de campo, trabajo de laboratorio, análisis de muestras. Además de los laboriosos trámites administrativos que a menudo involucra, existen múltiples entidades equipadas con infraestructuras y métodos para facilitar la realización de la parte práctica de la investigación.

7.1. Investigación básica y clínica en gerontología

La investigacion básica y clínica en gerontología es fundamental para comprender mejor los procesos de envejecimiento y desarrollar tratamientos más efectivos para los adultos mayores. Además, permite conocer a fondo las enfermedades relacionadas con la vejez y buscar formas de prevenirlas y tratarlas de manera más eficiente.

La investigación básica proporciona los cimientos esenciales sobre la naturaleza primordial de ciertos procesos que condicionan el mismo objeto de conocimiento.

Por otro lado, la investigación clínica emplea métodos y técnicas para desentrañar respuestas a preguntas específicas vinculadas con la enfermedad. La carencia de investigación clínica repercute directamente en el insuficiente nivel de conocimiento de los aspectos preventivos y terapéuticos de la enfermedad en general de las personas mayores. Así, el escaso conocimiento acerca de las manifestaciones clínicas, la patogénesis y fisiopatología de enfermedades con elevada incidencia en el adulto mayor o el uso y efectos de la administración de fármacos sobre el organismo del anciano constituyen un trascendental obstáculo para el desarrollo de la disciplina.

La mayor parte de la investigación en ciencias básicas carece de orientación clínica, ya que su objetivo es estudiar procesos fundamentales y universales que permitan conocer las leyes generales de la naturaleza, lo que constituye la llamada ciencia pura. Por su parte, la finalidad última o nivel aplicado de la investigación clínica se alcanza sólo en la adquisición de información concreta que pueda sernos útil en la clínica diaria o en la planificación de tratamientos.

Por tanto, es evidente que el acercamiento a las necesidades de los ancianos y por tanto la calidad de la información clínica diaria depende directamente del desarrollo de la investigación.

7.2. Tecnologías y enfoques innovadores en la atención a personas mayores

En el ámbito de la geriatría y gerontología, se han desarrollado múltiples tecnologías y enfoques innovadores con el fin de mejorar la atención a los adultos mayores.

Uno de estos avances es la utilización de dispositivos de monitoreo remoto, los cuales permiten a los profesionales de la salud llevar a cabo un seguimiento constante de los parámetros vitales de los pacientes desde la comodidad de sus hogares. Estos dispositivos abarcan sensores de actividad, medidores de presión arterial y monitores de glucosa. Además, se han creado aplicaciones móviles y plataformas digitales que fomentan la comunicación entre los pacientes y sus médicos, agilizando así la atención y reduciendo la necesidad de desplazamientos. (Acuña Valderrama, 2022)(Vega Baudrit et al., 2024)(Muñoz Zuta)

Otro enfoque innovador reside en el uso de la realidad virtual y la realidad aumentada para mejorar la rehabilitación y fisioterapia de las personas mayores. Estas tecnologías posibilitan la recreación de entornos virtuales que facilitan la realización de ejercicios y actividades físicas, estimulando la movilidad y la funcionalidad. En resumen, las tecnologías y enfoques innovadores en la atención a los adultos mayores están transformando la manera en que se aborda su cuidado y mejorando su calidad de vida. (Collazo et al., 2020)(Vega Baudrit et al., 2024)

7.3. Perspectivas futuras y desafíos

La geriatría y gerontología enfrentan diversos desafíos y tienen perspectivas prometedoras para el futuro. Uno de los principales retos es el envejecimiento de la población y el aumento de la demanda de atención médica especializada para los ancianos.

Esto requiere desarrollar programas de formación y capacitación en geriatría y gerontología para asegurar que los profesionales de la salud estén preparados para enfrentar las necesidades de esta población.

Además, es necesario mejorar la investigación en esta área para desarrollar enfoques innovadores y tratamientos efectivos para el cuidado de los ancianos.

Las perspectivas futuras incluyen el uso de tecnología avanzada en el cuidado de la salud, como la telemedicina y la inteligencia artificial, para ofrecer servicios más accesibles y personalizados a los ancianos. También se espera un mayor énfasis en la promoción de la salud y en la prevención de enfermedades en la vejez, a través de políticas públicas y programas de educación.

En resumen, la geriatría y gerontología enfrentan desafíos importantes pero también tienen un gran potencial para mejorar la calidad de vida de los ancianos en el futuro.

REFERENCIAS:

- Acuña Valderrama, J. A. (2022). Diseño de un sistema de monitoreo de pacientes con enfermedades ambulatorias, en apoyo a un establecimiento de salud de atención general categoría II 1, de la .... utp.edu.pe
- Agualongo Chela, L. G. & Ninabanda Agualongo, S. M. (2023). Cambios emocionales relacionados con la patología; COVID 19 en adultos mayores

Centro de Salud Promejoras recinto San Camilo periodo enero-abril 2023. ueb.edu.ec

- Álvarez-Ochoa, R., Torres-Criollo, L. M., Ortega, J. P. G., Coronel, D. C. I., Cayamcela, D. M. B., Pelaez, V. D. R. L., & Salinas, A. S. S. (2022). Factores de riesgo de hipertensión arterial en adultos. Una revisión crítica. Revista Latinoamericana de Hipertensión, 17(2). ucv.ve
- Alvear, M. E. C. (2024). Envejecimiento humano: un análisis integral desde la perspectiva de la medicina interna. RECIAMUC. reciamuc.com
- Amarya, S., Singh, K., & Sabharwal, M. (2018). Ageing process and physiological changes.. https://doi.org/10.5772/intechopen.76249
- Arias, C., Soliverez, C., & Bozzi, N. (2020). El envejecimiento poblacionalen América Latina:: Aportes para el delineamiento de políticas públicas. Revista Euro latinoamericana de Análisis Social y Político (RELASP), 1(2), 11-23. unr.edu.ar
- Arroyo, L. I., Ortega-Lenis, D., Ardila, L., Leal, F., Morales, O., Calvache, J. A., & De Vries, E. (2022). Percepciones médicas sobre la atención en el final de la vida en pacientes oncológicos. Revista Gerencia y Políticas de Salud, 21, 1-21. redalyc.org
- Athar, A., Dhaduk, K., & Aronow, W. (2019). Pericardial diseases in elderly patients.. https://doi.org/10.5772/intechopen.89473
- Ballesteros, F. Z. (2023). ARTROSIS DE RODILLA, SALUD OSTEOMUSCULAR Y ACTIVIDAD FÍSICA EN EL ADULTO MAYOR. EmásF, Revista Digital de Educación Física, 15(85). webcindario.com
- BALTASAR, M. C., MENDOZA, M. D., & LOPEZ-REY, C. A. (). REVISIÓN BIBLIOGRÁFICA: DISFAGIA EN EL ADULTO MAYOR.. publicacionescientificas.es. publicacionescientificas.es
- Bautista-Mier, H., Rodríguez-Gutiérrez, A., Torres-Espinosa, C., & López-Ramírez, J. (2021). Uso y percepción del personal de salud sobre una aplicación móvil para la valoración geriátrica integral. Medunab, 24(2), 169-182. https://doi.org/10.29375/01237047.4041
- Beracasa, L., Barón, C., & Sánchez, J. (2021). Toxicidad relacionada con el tratamiento para el cáncer en adultos mayores. revisión de la literatura. Universitas Médica, 62(1). https://doi.org/10.11144/javeriana.umed62-1.toxi
- Bertolotti, L. (2022). Funcionamiento cognitivo en el envejecimiento: intervención psicopedagógica. ufasta.edu.ar
- Bora, A., Koç, M., Durmus, K., & Altuntaş, E. (2021). Evaluating the frequency of anatomical variations of the sinonasal region in pediatric and adult age groups according to gender: computed tomography findings of 1532 cases.

The Egyptian Journal of Otolaryngology, 37(1). https://doi.org/10.1186/s43163-021-00122-9

- Burgos, L. E. M., Álvarez, R. E. Z., Bermúdez, L. S. M., & Cedeño, C. I. M. (2023). Prevención de enfermedades crónicas avanzadas y la salud pública. RECIAMUC, 7(2), 55-64. reciamuc.com
- Camacho Torres, L. V. & Trejo Bravo, F. V. (2023). La ansiedad en el proceso de envejecimiento de los/as adultos/as mayores del Centro De Salud Tipo C "Bastión Popular" de la ciudad de Guayaquil en el periodo de .... ups.edu.ec
- Castro Silva, J. Y. (2022). Propuesta de modelo de atención con enfoque de desarrollo humano sostenible para mejorar la calidad de vida de adultos mayores. Chachapoyas. untrm.edu.pe
- Cedillo, G. J. (2020). Trabajo social en salud: teoría y praxis innovadora. Margen: revista de trabajo social y ciencias sociales. academia.edu
- CISNEROS, L. O. (2021). Actividad de telomerasa y regulación del ciclo celular durante la transición de la fase de neurogénesis a la fase de gliogénesis en la médula espinal. unam.mx
- Collazo, C., Santos, J. G., Bernal, J. G., & Cubo, E. (2020). Estado sobre la situación del uso y utilidades potenciales de las nuevas tecnologías para medir actividad física. Revisión sistemática de la literatura. Atención Primaria Práctica. sciencedirect.com
- Criollo, W. (2019). Valoración de la capacidad funcional y actividades de la vida diaria en adultos mayores institucionalizados. Movimiento Científico, 13(2). https://doi.org/10.33881/2011-7191.mct.13201
- Duque-Fernández, L. M., Ornelas-Contreras, M., & Benavides-Pando, E. V. (2020). Actividad física y su relación con el envejecimiento y la capacidad funcional: una revisión de la literatura de investigación. Psicología y Salud, 30(1), 45-57. uv.mx
- Furuya, J., Tamada, Y., Sato, T., Hara, A., Nomura, T., Kobayashi, T., ··· & Kondo, H. (2015). Wearing complete dentures is associated with changes in the three - dimensional shape of the oropharynx in edentulous older people that affect swallowing. Gerodontology, 33(4), 513-521. https://doi.org/10.1111/ger.12197
- Gallegos, W., Toia, A., & Rivera, R. (2021). Análisis psicométrico de la escala de depresión geriátrica de yesavage en adultos mayores de la macroregión sur del perú. Revista Enfermeria Herediana, 12, 11-19. https://doi.org/10.20453/renh.v12i0.3960
- García Montes de Oca, A. L. & en Estomatología, E. P. G. (). EL DETERIORO DE LA FUNCIÓN MASTICATORIA Y LA INFLUENCIA DE LA ALIMENTACIÓN EN

EL ADULTO MAYOR. THE IMPAIRMENT OF MASTICATION .... cisalud-ucmh.sld.cu. sld.cu

- Gondim, E., Moreira, M., Lima, A., Aquino, P., & Nascimento, S. (2022). Women know about perineal trauma risk but do not know how to prevent it: knowledge, attitude, and practice. International Journal of Gynecology & Obstetrics, 161(2), 470-477. https://doi.org/10.1002/ijgo.14526
- González-Montalvo, J. I., Ramírez-Martín, R., Colino, R. M., Alarcón, T., Tarazona-Santabalbina, F. J., Martínez-Velilla, N., ... & Martín-Sánchez, F. J. (2020). Geriatría transversal. Un reto asistencial para el siglo XXI. Revista Española de Geriatría y Gerontología, 55(2), 84-97. [HTML]
- Grande Aranda, J. I. (2024). Los vulnerables: estudios interdisciplinares sobre la vulnerabilidad. [HTML]
- Huerta Pozo, K. (2021). Influencia de cambios sociales en los sentimientos del proceso de envejecimiento "Centro Integral del Adulto Mayor"– Municipalidad Provincial de Huánuco 2019. 200.37.135.58
- Iglesias, S. R., Preciado, M. C. R., & Carrasco, L. Y. V. (2024). Impacto del Programa Social Pensión 65 en la satisfacción de necesidades de adultos mayores peruanos. Revista InveCom/ISSN en línea: 2739-0063, 4(2), 1-10. revistainvecom.org
- Jernigan, T., Archibald, S., Berhow, M., Sowell, E., Foster, D., & Hesselink, J. (1991). Cerebral structure on mri, part i: localization of age-related changes. Biological Psychiatry, 29(1), 55-67. https://doi.org/10.1016/0006-3223(91)90210-d
- Juna, H. and Páez, M. (2023). Creación y validación del formato de valoración salud enfermero en paciente geriátrico. Brazilian Journal of Health Review, 6(1), 2815-2827. https://doi.org/10.34119/bjhrv6n1-221
- Kanasi, E., Ayilavarapu, S., & Jones, J. (2016). The aging population: demographics and the biology of aging. Periodontology 2000, 72(1), 13-18. https://doi.org/10.1111/prd.12126
- LA, V. EPÍLOGO FINAL. wordpress.com
- Landazábal, O. S. & Barboza, F. Y. A. (2020). Derechos humanos del adulto mayor en el ámbito familiar colombiano en el marco del envejecimiento demográfico. Jurídicas CUC. unirioja.es
- Lemaître, H., Goldman, A., Sambataro, F., Verchinski, B., Meyer - Lindenberg, A., Weinberger, D., ⋯ & Mattay, V. (2012). Normal age-related brain morphometric changes: nonuniformity across cortical thickness, surface area and gray matter volume?. Neurobiology of Aging, 33(3), 617.e1-617.e9. https://doi.org/10.1016/j.neurobiolaging.2010.07.013

- Malan Valente, A. B. (2024). Humanización en el cuidado del adulto mayor en el área de hospitalización del Hospital Básico Guamote. udla.edu.ec
- Martínez, D., Martínez, A., Sánchez, M., & Ramos, S. (2022). Importancia de la valoración geriátrica integral a propósito de un caso. Investigación Y Desarrollo, 10(1), 56-60. https://doi.org/10.31243/id.v10.2016.182
- Mazzini, M. B. B., Salazar, M. F. B., Sánchez, J. P. E., & Amaya, J. E. R. (2023). Valoración geriátrica integral para adultos mayores. Polo del Conocimiento: Revista científico-profesional, 8(6), 1453-1473. unirioja.es
- Montesino, D. C., Reguera, I. P., Fernández, O. R., Relova, M. R., & Valladares, W. C. (2022). Caracterización clínica y epidemiológicamente de la discapacidad en la población adulta mayor. Interdisciplinary Rehabilitation/Rehabilitacion Interdisciplinaria, 2, 15-15. saludcyt.ar
- Muñoz Toledo, M. B. & Ochoa Cueva, I. S. (2023). Calidad de vida del adulto mayor en una comunidad según Betty Neuman. ucacue.edu.ec
- Muñoz Zuta, J. L. (). Diseño de un sistema inteligente de monitoreo intradomiciliario y remoto para el cuidado de la población adulta mayor. tesis.pucp.edu.pe. pucp.edu.pe
- Ney, D., Weiss, J., Kind, A., & Robbins, J. (2009). Senescent swallowing: impact, strategies, and interventions. Nutrition in Clinical Practice, 24(3), 395-413. https://doi.org/10.1177/0884533609332005
- Nigam, Y., Knight, J., Bhattacharya, S., & Bayer, A. (2012). Physiological changes associated with aging and immobility. Journal of Aging Research, 2012, 1-2. https://doi.org/10.1155/2012/468469
- Nuñez, D. (2017). Evaluación geriátrica integral en adultos mayores con cáncer. Revista Clínica Escuela De Medicina Ucr-HSJD, 7(3). https://doi.org/10.15517/rc_ucr-hsjd.v7i3.30018
- Ocampo, D., Muñoz, I., & Gómez, F. (2017). Predicción de las medidas de ejecución en ancianos institucionalizados en silla de ruedas. Revista Colombiana De Rehabilitación, 12(1), 6. https://doi.org/10.30788/revcolreh.v12.n1.2013.45
- Olivares Ramírez, F. (2021). Percepción de funcionalidad familiar y apoyo social en pacientes con incapacidad por Covid 19 en el HGZ1 Delegación Aguascalientes. uaa.mx
- Orozco, J. C., Diaz, J. R. D. L. O., & Brenes, A. G. M. (2024). Aproximación a la Intervención de la Demencia desde los Cuidados Paliativos. Ciencia Latina: Revista Multidisciplinar, 8(1), 690-708. unirioja.es
- Parrales, G. L. P. & Molina, S. A. A. (2020). La familia en el cuidado de los adultos mayores. utm.edu.ec

- Pinilla, J. M. G., Díez-Villanueva, P., Freire, R. B., Formiga, F., Marcos, M. C., Bonanad, C., ... & Martínez-Sellés, M. (2020). Documento de consenso y recomendaciones sobre cuidados paliativos en insuficiencia cardiaca de las Secciones de Insuficiencia Cardiaca y Cardiología Geriátrica de la Sociedad Española de Cardiología. Revista española de cardiología, 73(1), 69-77. [HTML]
- Piña Morán, M., Olivo Viana, M. G., Martínez Matamala, C., Poblete Troncoso, M., & Guerra Guerrero, V. (2022). Envejecimiento, calidad de vida y salud. Desafíos para los roles sociales de las personas mayores. Rumbos TS, 17(28), 7-27. scielo.cl
- Ramírez, G. E. R. (2023). La Biología Molecular del envejecimiento. Ciencia Latina Revista Científica Multidisciplinar. ciencialatina.org
- Reyes Sanchez, L. P. & Sandoval Bocanegra, V. A. (2023). Estrés, depresión y apoyo social en adultos mayores. ucv.edu.pe
- Reyna, R., Contreras, M., & Vega, H. (2021). Utilización del Cuestionario de Salud SF-36 en personas mayores. Revisión sistemática. Ansiedad y estrés. researchgate.net
- Salas Zapata, C., Aguilar Gómez, M., Giraldo Sanchez, T. E., Muñoz Rua, M. C., Torres Blandón, A., Uribe Castaño, A., & Uribe Quintero, A. (2021). Depresión mayor en población general de Envigado (Colombia): prevalencia y factores asociados. CES Psicología, 14(3), 117-133. scielo.org.co
- Scilimati, N., Beccati, F., Dall'Aglio, C., Meo, A., & Pepe, M. (2022). Age and sex correlate with bony changes and anatomic variations of the lumbosacroiliac region of the vertebral column in a mixed population of horses. Journal of the American Veterinary Medical Association, 1-8. https://doi.org/10.2460/javma.22.07.0293
- Tomalá, F. & Rivera, S. N. Y. (2023). Abandono familiar y estado emocional de los adultos mayores del barrio Paraíso del cantón Salinas.. 593 Digital Publisher CEIT. unirioja.es
- Torres, A., Pérez-Galavís, A., Ron, M., & Mendoza, N. (2023). Factores Psicosociales Laborales y Estrés en el Personal Médico Asistencial. Interdisciplinary Rehabilitation/Rehabilitacion Interdisciplinaria, 3, 42-42. saludcyt.ar
- Vega Baudrit, J., Corrales, R., Castillo Henríquez, L., & Camacho, M. (2024). Telemedicina y el Internet de las Cosas Médicas (IoMT): Superación de los desafíos y visualización de las oportunidades para mejorar la calidad de vida y la accesibilidad en el sector salud. ulead.ac.cr
- Velasco Gaibor, C. E. (2022). Abandono familiar y su influencia en el estado emocional de una mujer de 65 años internada en el Centro Residencial Gerontológico Atalaya del cantón Chillanes 190.15.129.146

- Wanden-Berghe, C. (2021). Valoración geriátrica integral. Hospital a Domicilio, 5(2), 115. https://doi.org/10.22585/hospdomic.v5i2.136
- Yungplut, F. (2024). Estrategias diagnósticas y terapéuticas utilizadas en pacientes no institucionalizados mayores de 70 años en base a la pérdida funcional de las capacidades físicas .... ufasta.edu.ar
- Zarebski, G. (2021). La Organización Mundial de la Salud (OMS): Del envejecimiento salu-dable a la vejez como enfermedad. Desafíos para la Gerontología.. Revista IGERMED. inicien.com
- Zubiria, L. M. A. (2024). Desafíos y perspectivas de la política pública del envejecimiento en Colombia. Revista Venezolana de Gerencia: RVG. unirioja.es

Capitulo 2

B-Learning

En las últimas décadas, se han empleado varios enfoques diferentes para utilizar las TIC (tecnologías de información y comunicación) para apoyar la enseñanza y el aprendizaje en la educación superior.

La tendencia es hacia la integración de tecnología móvil (tabletas, teléfonos móviles inteligentes, servidores portátiles) con enfoques pedagógicos flexibles como son las aulas integradas, espacios de creación constructiva y gamificación (Becker et al. 2018; Johnson y cols. 2014).

Las tendencias educativas virtuales, han experimentado un desarrollo exponencial a partir de la pandemia COVID 19, el último Informe Horizon (Alexander et al. 2019) describió un análisis situacional a favor de tendencias como el aprendizaje móvil y las tecnologías analíticas; y en un futuro próximo, se espera que la inteligencia artificial (IA) desempeñe papeles más importantes en la educación. Esta situación ya se esta dando en la actualidad, y se prevé que un futuro próximo el desarrollo se centren en blockchain y los asistentes virtuales para apoyo educativo el aprendizaje.

En este contexto surgió E leraning (Aprendizaje en Línea) que permite sesiones sincrónicas y asincrónicas y la repetición de los contenidos para una mejor fijación visual (Tan y Erdoğan, 2004; Yalın, 2000). Sin embargo el E-learning asincrónico sufre de algunas limitaciones ampliamente descritas en la literatura; como son la sensación de aislamiento percibida por los estudiantes y la falta de motivación (Doğan, Duman & Seferoğlu, 2011); así como la comunicación e interacción social deficientes para con el docente y entre pares.

Así surgió B-learning, como proceso de aprendizaje que integra aspectos de aprendizaje presencial y en línea, a partir del uso de tecnologías de enseñanza aprendizaje electrónico aplicado a los ambientes del aprendizaje tradicional.

Rápidamente se vieron sus beneficios como una efectiva velocidad de aprendizaje individual y la creación de entornos de aprendizaje más flexibles.

Podemos definir B leraning como un enfoque educativo que combina la instrucción tradicional cara a cara con actividades de aprendizaje en línea (Amponsah, 2020).

Se caracteriza por la integración de la tecnología en el proceso de aprendizaje, permitiendo una experiencia de aprendizaje flexible y personalizada (Valtonen et al., 2020).

B learning proporciona apoyo pedagógico a través de una variedad de métodos, que incluyen conferencias, cuestionarios formativos, evaluación automatizada, autoevaluación y entre pares, y foros en línea para el apoyo y la discusión entre pares (Glance et al., 2013). Esta combinación de estrategias de instrucción promueve el aprendizaje activo, la participación y la colaboración entre los estudiantes (Boston-Hill et al., 2021).

ELEMENTOS DEL APRENDIZAJE COMBINADO
Componente Presencial o cara a cara
Salones de clase virtuales
Comunicación vía correo electrónico
Instrucción interactiva basada en la Web
Foros de discusión electrónica
Contenido para aprendizaje autónomo
Conferencias vía computador
Vídeo conferencia-Audio conferencia

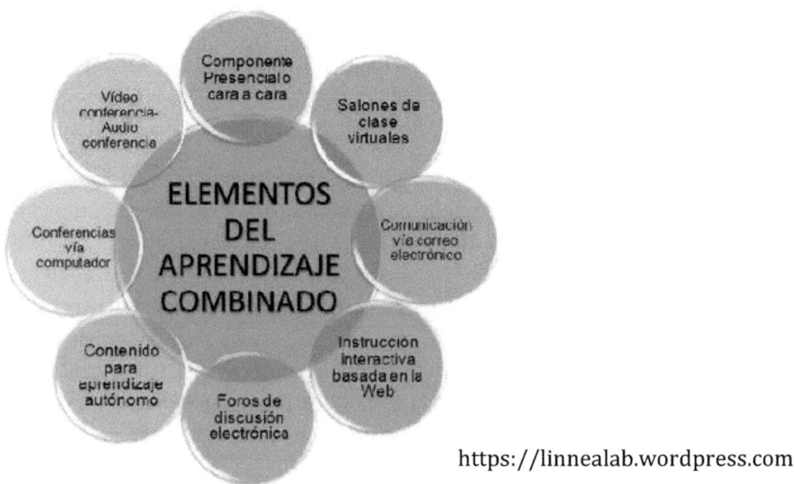

https://linnealab.wordpress.com

Características

Las principales características del aprendizaje combinado son (Dangwal, K. L. (2017).:

- Los estudiantes tienen la oportunidad de las dos modalidades: el aprendizaje semipresencial permite en su componente tradicional obtener interacción personal con el profesor y sus compañeros y complemnetar su aprendizaje con apoyo de TIC.
- Esto depende en gran medida de la naturaleza del contenido y los objetivos, siendo estos diseñados por los docentes, quienes eligen el método apropiado
- Para una correcta aplicación los docentes deben conocen ambas metodologías. Es una característica fundamental el dinamismo y la capacitación técnica para migrar entre el formato tradicional de aula y en

el formato soportado por TIC. Esto íntimamente relacionado con la disponibilidad de infraestructura y medios informáticos

- Los estudiantes desarrollan competencias en el uso de nuevas tecnologías y obtienen la capacidad de explotar al máximo las tecnologías disponibles para su mayor beneficio
- Permite el desarrollo integral de la personalidad. En áreas como la cognitiva, física y emocional. La enseñanza tradicional en el aula es útil en el nivel de memoria y el nivel de comprensión cognitiva y se complementa con las actividades en línea. Las experiencias autogestionadas ayudan en el nivel reflexivo del aprendizaje.
- Los estudiantes obtienen una amplia exposición y nuevas perspectivas de los contenidos temáticos, su conocimiento del contenido se enriquece, pueden desarrollar dimensiones nuevas en lo prácticos y el aprendizaje significativo.
- El papel del docente en el aprendizaje semipresencial se diversifica mas allá del tradicional; se convierte en motivador, facilitador, organizador y desarrollador de contenido a través de las TIC. Tiene la oportunidad de desarrollar su crecimiento profesional.
- El estudiante construye conocimiento en lugar de simplemente repetirlo; Se desarrolla un modelo de constructivismo donde los estudiantes se convierten en auto gestores y auto eficaces de su desarrollo académico y personal

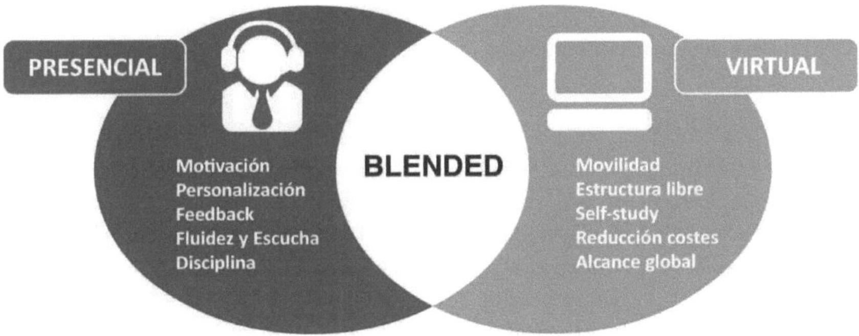

Beneficios

Uno de los beneficios del aprendizaje B en la educación superior es su capacidad para atender diferentes estilos y preferencias de aprendizaje (Amponsah, 2020). Al incorporar componentes tanto en línea como presenciales, B learning permite a los estudiantes interactuar con los materiales del curso de una manera que se adapta a sus necesidades individuales. Esta flexibilidad promueve el aprendizaje autodirigido y permite a los estudiantes apropiarse de su educación (Amponsah, 2020). Además, el aprendizaje B brinda oportunidades para que los estudiantes desarrollen habilidades de alfabetización digital, que son esenciales en la sociedad actual impulsada por la tecnología (Vlachopoulos & Makri, 2017).

El estudio de Cobanoglu, A. et al (2014) demostró beneficios en 2 áreas principales: Rendimiento académico, aunque de forma no significativa en relación a la actividad presencial (esto en función de los diseños pedagógicos implementados y los factores de motivación); Percepción de flexibilidad cognitiva, los estudiantes desarrollaron actividades metacognitivas y descubrieron diferentes puntos de vista al interactuar con sus compañeros.

Limitaciones

Sin embargo, el aprendizaje B también tiene sus limitaciones. Una limitación es la posibilidad de que se produzca un acceso desigual a la tecnología y a la conectividad a Internet, lo que puede crear disparidades en las oportunidades de aprendizaje (Meskhi et al., 2019). Otra limitación es la necesidad de una gestión eficaz del tiempo y habilidades de autorregulación, ya que el aprendizaje B requiere que los estudiantes asuman la responsabilidad de su propio aprendizaje y se mantengan motivados (Valtonen et al., 2020). Además, el diseño y la implementación de cursos de aprendizaje B requieren una cuidadosa planificación y consideración de estrategias de instrucción para garantizar que los componentes en línea y presenciales se integren sin problemas (Herrington y Herrington, 2006).

Perspectivas

A pesar de estas limitaciones, el aprendizaje B tiene perspectivas prometedoras en la educación superior. Ofrece el potencial de mejorar la calidad de la educación combinando los mejores aspectos de la instrucción tradicional con las ventajas del aprendizaje en línea (Valtonen et al., 2020). El aprendizaje B también puede facilitar la colaboración y la comunicación entre estudiantes y entre estudiantes e instructores, fomentando un sentido de comunidad y compromiso (Boston-Hill et al., 2021). Además, el aprendizaje B puede brindar oportunidades de aprendizaje permanente y desarrollo profesional, ya que permite a las personas acceder a recursos educativos y participar en cursos desde cualquier lugar y en cualquier momento (Amponsah, 2020).

Conclusión

En conclusión, el aprendizaje B en la educación superior es un enfoque pedagógico que combina la instrucción presencial con actividades de aprendizaje en línea. Proporciona apoyo pedagógico a través de diversos métodos y promueve el aprendizaje activo y la colaboración. B learning ofrece beneficios como flexibilidad, aprendizaje personalizado y el desarrollo de habilidades de alfabetización digital. Sin embargo, también tiene limitaciones relacionadas con el acceso a la tecnología y la necesidad de una gestión eficaz del tiempo. A pesar de estas limitaciones, el aprendizaje B tiene perspectivas prometedoras en la educación superior, incluida la mejora de la calidad de la educación, el fomento de la comunidad y el compromiso, y la facilitación del aprendizaje permanente y el desarrollo profesional.

Referencias:

- Amponsah, S. (2020). Exploring the dominant learning styles of adult learners in higher education. International Review of Education, 66(4), 531-550. https://doi.org/10.1007/s11159-020-09845-y
- Becker, S., Brown, M., Dahlstrom, E., Davis, A., DePaul, K., Diaz, V., et al. (2018). NMC Horizon report: 2018 higher (education ed.). Louisville, CO: EDUCAUSE.
- Boston-Hill, K., Stelljes, D., Boersma, J., & Boersma, J. (2021). Debate for civic learning: a model for renewing higher education's civic mission. Journal of the Scholarship of Teaching and Learning, 21(4). https://doi.org/10.14434/josotl.v21i4.32845
- Cobanoglu, A., & Yurdakul, B. (2014). The Effect of Blended Learning on Students' Achievement, Perceived Cognitive Flexibility Levels and Self-Regulated Learning Skills*. Journal of Education and Practice, 5, 176-196.
- Dangwal, K. L. (2017). Blended learning: An innovative approach. Universal Journal of Educational Research, 5(1), 129-136.
- Glance, D., Forsey, M., & Riley, M. (2013). The pedagogical foundations of massive open online courses. First Monday. https://doi.org/10.5210/fm.v18i5.4350
- Herrington, A. and Herrington, J. (2006). What is an authentic learning environment?., 1-14. https://doi.org/10.4018/978-1-59140-594-8.ch001
- Meskhi, B., Ponomareva, S., & Ugnich, E. (2019). E-learning in higher inclusive education: needs, opportunities and limitations. International Journal of Educational Management, 33(3), 424-437. https://doi.org/10.1108/ijem-09-2018-0282

- Valtonen, T., Leppänen, U., Hyypiä, M., Kokko, A., Manninen, J., Vartiainen, H., ... & Hirsto, L. (2020). Learning environments preferred by university students: a shift toward informal and flexible learning environments. Learning Environments Research, 24(3), 371-388. https://doi.org/10.1007/s10984-020-09339-6
- Vlachopoulos, D. and Makri, A. (2017). The effect of games and simulations on higher education: a systematic literature review. International Journal of Educational Technology in Higher Education, 14(1). https://doi.org/10.1186/s41239-017-0062-1

Capítulo 3

Enseñanza de Síndromes Geriátricos a Médicos Residentes desde el Aprendizaje B-Learning

Introducción

En el campo de la medicina geriátrica, la capacitación adecuada en el manejo de síndromes geriátricos es crucial debido al creciente número de adultos mayores y las complejas necesidades de salud asociadas a esta población. Los síndromes geriátricos, como la inmovilidad, las caídas, la incontinencia urinaria, el deterioro cognitivo, la sarcopenia y la fragilidad, presentan desafíos únicos que requieren un enfoque especializado y comprensivo. Este libro está diseñado para equipar a los médicos residentes con el conocimiento y las habilidades necesarias para diagnosticar, tratar y manejar estos síndromes de manera efectiva, utilizando el método B-learning.

El B-learning o aprendizaje mixto combina elementos del aprendizaje presencial tradicional y las técnicas de aprendizaje en línea para crear una experiencia educativa más rica y flexible. Este enfoque facilita una comprensión más profunda y un aprendizaje autodirigido, permitiendo a los residentes interactuar tanto con el contenido digital como con la experiencia práctica. En este contexto, el B-learning se adapta especialmente bien a la enseñanza de los síndromes geriátricos, dado que permite incorporar múltiples recursos educativos, como simulaciones, videoconferencias, foros de discusión y actividades prácticas.

La enseñanza de síndromes geriátricos a médicos residentes constituye un aspecto fundamental en su formación y capacitación. Estos síndromes, que se presentan con frecuencia en la población geriátrica, son condiciones clínicas que afectan la salud y el bienestar de los adultos mayores. El objetivo de esta enseñanza es proporcionar a los médicos residentes los conocimientos necesarios para reconocer, diagnosticar y tratar de manera adecuada los diferentes síndromes geriátricos. Mediante el enfoque del aprendizaje b-learning, que combina la educación presencial con la educación en línea, se busca brindar una formación integral y actualizada, que les permita a los médicos residentes adquirir las competencias necesarias para una atención óptima de los pacientes geriátricos. En esta sección se introducirá el tema, destacando la importancia de la enseñanza de síndromes geriátricos y su relación con el aprendizaje b-learning.

Este capitulo, abordara cada síndrome geriátrico específico, y está diseñado para servir como una guía integral para la enseñanza y el aprendizaje efectivos. Al final de cada acapite, los residentes no solo habrán adquirido conocimientos teóricos, sino que también habrán desarrollado habilidades prácticas a través de ejercicios interactivos y casos clínicos diseñados para replicar desafíos del mundo real. Además, la integración de tecnologías de información y plataformas de aprendizaje en línea asegura que los médicos residentes puedan continuar su formación de manera continua y adaptativa, respondiendo a las demandas cambiantes del campo geriátrico.

Este capitulo tiene como objetivo no solo educar sino también inspirar a los futuros geriatras a adoptar un enfoque holístico y empático hacia el cuidado de los ancianos, mejorando así tanto su calidad de vida como su dignidad. Con un énfasis en la innovación educativa y la aplicación práctica, aspiramos a establecer un nuevo estándar en la formación médica geriátrica.

1. Definición de Síndromes Geriátricos

Los síndromes geriátricos se refieren a un conjunto de enfermedades multifactoriales y comunes en la población geriátrica que se caracterizan por la presencia de síntomas y signos clínicos específicos.

Son condiciones heterogéneas que incluyen la inmovilidad, las caídas, el deterioro cognitivo, la sarcopenia y la fragilidad.

Estos síndromes se producen como resultado de la interacción de múltiples factores y su diagnóstico se basa en la identificación de los criterios clínicos correspondientes.

Es importante resaltar que estos síndromes no deben considerarse como enfermedades aisladas, sino más bien como manifestaciones clínicas múltiples y relacionadas entre sí. Su abordaje y tratamiento requieren un enfoque multidisciplinario que involucre a diferentes especialidades médicas, con la finalidad de mejorar la calidad de vida de los pacientes geriátricos y prevenir complicaciones adicionales.

En este sentido, la colaboración entre geriatras, fisioterapeutas, nutricionistas, psicólogos y trabajadores sociales es crucial para establecer planes de cuidado integrales que aborden de manera efectiva cada síndrome de manera individual y conjunta.

Es fundamental tener en cuenta que muchos de estos síndromes geriátricos aumentan el riesgo de discapacidad, hospitalización y mortalidad en las personas mayores, por lo que su detección precoz y manejo adecuado son aspectos esenciales en la atención de la salud geriátrica. Por ende, es crucial promover la conciencia y capacitación en el abordaje de estos síndromes tanto en el ámbito clínico como comunitario, con el fin de garantizar una atención integral y de calidad para la población geriátrica. (Peña et al.2020)(Corzo Camacho)

2. Clasificación de Síndromes Geriátricos

La clasificación de síndromes geriátricos permite organizar y categorizar los distintos tipos de condiciones médicas que afectan a las personas mayores. Entre los síndromes geriátricos más comunes se encuentran: el síndrome de inmovilidad, caracterizado por la pérdida de capacidad de movimiento y funcionalidad; el síndrome de caídas, que se refiere a las caídas recurrentes y sus consecuencias en los adultos mayores; el síndrome de deterioro cognitivo, que implica la pérdida progresiva de las capacidades mentales; la sarcopenia, que es la pérdida de masa muscular y fuerza en ancianos; y el síndrome de fragilidad, que se caracteriza por la disminución de la resistencia y la vulnerabilidad física.

Cada uno de estos síndromes tiene su propia definición, epidemiología, diagnóstico, instrumentos de valoración y abordaje y tratamiento específicos, lo cual es fundamental para proporcionar una atención geriátrica completa y efectiva.

a. Síndrome de Inmovilidad

- Definición y Relevancia Clínica

La inmovilidad en la población anciana se define como la pérdida parcial o total de la capacidad de movimiento y de realizar actividades físicas de manera independiente. Este síndrome geriátrico es de especial interés clínico debido a sus profundas implicaciones en la calidad de vida y la salud general de los ancianos. La inmovilidad aumenta significativamente el riesgo de complicaciones como úlceras por presión, trombosis venosa, infecciones respiratorias y deterioro psicosocial, entre otras.

Se caracteriza por la ausencia de actividad física o la restricción de movimiento debido a diversas condiciones subyacentes, como enfermedades crónicas, discapacidad o deterioro cognitivo.

Según la epidemiología, este síndrome afecta a un alto porcentaje de personas mayores, especialmente en entornos de atención a largo plazo. El diagnóstico del síndrome de inmovilidad se basa en la evaluación clínica de la movilidad, la fuerza muscular y la capacidad funcional. Para ello, se utilizan instrumentos de valoración como escalas de evaluación de la movilidad y pruebas físicas específicas. El abordaje y tratamiento del síndrome de inmovilidad incluyen intervenciones no farmacológicas como la fisioterapia, el ejercicio físico adaptado y la terapia ocupacional, que buscan mejorar la movilidad y prevenir complicaciones asociadas a la inmovilidad. Además, se pueden considerar estrategias farmacológicas para el manejo de los síntomas y el control del dolor.

Es fundamental que los médicos residentes adquieran conocimientos sólidos sobre este síndrome, ya que su detección temprana y tratamiento adecuado son determinantes para mejorar la calidad de vida y prevenir la discapacidad en la población geriátrica. (Tamayo Pérez, 2023)(Suárez Tomalá, 2022)

- Factores de Riesgo y Consecuencias

Los factores de riesgo para la inmovilidad incluyen la edad avanzada, enfermedades crónicas como la artritis y el Parkinson, accidentes, operaciones quirúrgicas y estados post-ictus. La identificación temprana de estos factores en pacientes geriátricos es crucial para la prevención y manejo efectivo. Las consecuencias de la inmovilidad no solo afectan la salud física del anciano, sino también su bienestar emocional y social, llevando a menudo a un ciclo de deterioro que puede ser difícil de revertir.

- Epidemiologia

El síndrome de inmovilidad es un problema de salud frecuente en la población geriátrica. Según estudios epidemiológicos, se estima que alrededor del 60% de los adultos mayores institucionalizados y el 30% de los adultos mayores que viven en la comunidad presentan este síndrome.

La prevalencia de inmovilidad aumenta con la edad, siendo más común en personas mayores de 80 años. Esta condición está asociada con un aumento del riesgo de complicaciones médicas y reducción de la calidad de vida.

La epidemiología del síndrome de inmovilidad destaca la importancia de su reconocimiento y abordaje adecuado en la formación de médicos residentes, con el fin de mejorar la atención de los pacientes geriátricos. (Tamayo Pérez, 2023)(MUÑOZ)

- Diagnostico

El diagnóstico de la inmovilidad se basa en la evaluación funcional del paciente, utilizando herramientas como la Escala de Movilidad de Timed Up and Go (TUG) y la Prueba de Levantarse y Caminar Además, se pueden utilizar instrumentos de valoración específicos como el Test de Tinetti para evaluar la funcionalidad y el riesgo de caídas. Además, es fundamental una evaluación integral que incluya aspectos cognitivos, emocionales y sociales para un abordaje más completo.

El diagnóstico del Síndrome de Inmovilidad se basa en la evaluación clínica y la detección de signos y síntomas característicos de la falta de movilidad en personas de edad avanzada. Se deben considerar los antecedentes médicos del paciente, así como realizar una evaluación física completa que incluya pruebas de fuerza muscular, equilibrio y la capacidad de realizar actividades básicas de la vida diaria. El diagnóstico temprano y preciso del Síndrome de Inmovilidad es fundamental para poder implementar un abordaje y tratamiento adecuados, con el objetivo de mejorar la calidad de vida y prevenir complicaciones en los pacientes geriátricos.

- Instrumentos de Valoración

Algunos de los instrumentos más utilizados son la escala de Tinetti para evaluar el equilibrio y la marcha, el test de Timed Up and Go para medir la movilidad, y el Mini-Mental State Examination (MMSE) para evaluar la función cognitiva. Estas herramientas son de gran utilidad para el médico residente, ya que le permiten obtener información precisa y objetiva para el diagnóstico y seguimiento de los síndromes geriátricos, facilitando así la implementación de un abordaje adecuado y un tratamiento efectivo.

- Abordaje y tratamiento

El manejo de la inmovilidad requiere un enfoque multidisciplinario, incluyendo fisioterapia para mejorar la fuerza y el equilibrio, la intervención nutricional para optimizar la salud ósea y muscular, y la asistencia psicológica para abordar las dimensiones emocionales y cognitivas. La implementación de tecnologías de ayuda, como andadores y sillas de ruedas, también juega un papel crucial en la mejora de la autonomía del paciente. (Gómez Monedero, 2023)

El abordaje y el tratamiento del Síndrome de Inmovilidad en pacientes geriátricos requieren de una aproximación multidisciplinaria. Se deben implementar intervenciones tanto farmacológicas como no farmacológicas con el objetivo de mejorar la movilidad y prevenir complicaciones como úlceras por presión, deterioro cognitivo y disminución de la función cardiovascular y respiratoria.

Las intervenciones no farmacológicas incluyen ejercicios de movilidad, fisioterapia, terapia ocupacional y programas de actividad física adaptados.

En cuanto a las intervenciones farmacológicas, se pueden utilizar medicamentos para aliviar el dolor y la inflamación, así como suplementos nutricionales para mejorar el estado general de salud.

Es fundamental establecer un plan de cuidados individualizado que tome en cuenta las necesidades y características de cada paciente, promoviendo su autonomía y calidad de vida. En este sentido, el trabajo en equipo entre médicos, enfermeras, fisioterapeutas, terapeutas ocupacionales y otros profesionales de la salud es esencial. Todos ellos deben cooperar para proporcionar una atención integral que garantice el bienestar integral de los pacientes mayores.

La educación del paciente y de sus familiares también es un elemento crucial en el manejo del Síndrome de Inmovilidad, ya que les permite comprender la importancia de seguir las recomendaciones y participar activamente en el cuidado del paciente. (Sánchez, 2023)

b. Síndrome de Caídas

El Síndrome de Caídas es una condición común y grave en la población geriátrica. Se define como la ocurrencia de una caída no intencional que resulta en lesiones físicas, psicológicas o sociales.

Es importante destacar que las caídas pueden ser consideradas como un síntoma de un problema médico subyacente o una consecuencia de los cambios asociados al envejecimiento. La epidemiología del síndrome de caídas muestra una alta prevalencia en los adultos mayores y representa una causa significativa de morbimortalidad en este grupo de edad. El diagnóstico del síndrome de caídas implica la evaluación de factores de riesgo y la identificación de los eventos precipitantes. Los instrumentos de valoración como el Timed Up and Go (TUG) y el Test de Berg son útiles para evaluar el equilibrio y la marcha, así como otros aspectos físicos relacionados con las caídas. El abordaje y tratamiento del síndrome de caídas incluyen estrategias de prevención y rehabilitación, que se basan en la identificación y manejo de los factores de riesgo específicos presentes en cada paciente. Entre las intervenciones no farmacológicas se encuentran las terapias de ejercicios físicos, programas de fortalecimiento muscular y entrenamiento en el equilibrio. (Cedeño et al.2024) (Franco & Lisbeth, 2022)

Es crucial para los médicos residentes comprender el síndrome de caídas y adquirir las habilidades necesarias para su diagnóstico, manejo y prevención, ya que esto contribuirá a mejorar la calidad de vida y la seguridad de los adultos mayores.

- Definición

Las caídas en la población anciana se definen como eventos involuntarios que resultan en que la persona termine en el suelo o en otro nivel inferior, sin ser consecuencia de una enfermedad mayor o de un empujón violento. En geriatría, las caídas son consideradas indicadores clave de fragilidad y riesgo aumentado de morbilidades serias, así como de una disminución en la calidad de vida.

Se establece por la presencia de dos o más caídas no provocadas en personas mayores de 65 años en el último año.

Se considera una condición muy común en la población geriátrica y representa un importante problema de salud pública debido a las consecuencias negativas que puede tener, como fracturas, discapacidad funcional y disminución en la calidad de vida.

Las caídas pueden ser causadas por múltiples factores, incluyendo alteraciones de la marcha, debilidad muscular, trastornos del equilibrio y condiciones médicas subyacentes.

Es fundamental realizar una evaluación exhaustiva para identificar las causas potenciales de las caídas y establecer un plan de tratamiento individualizado que incluya intervenciones tanto farmacológicas como no farmacológicas para prevenir la recurrencia de las caídas y mejorar la seguridad y la funcionalidad de los pacientes. (Cedeño et al.2024)(Tamayo Pérez, 2023)

- Epidemiología y Factores Precipitantes

El Síndrome de Caídas es una condición de alta prevalencia en adultos mayores, siendo considerada una de las principales causas de discapacidad y mortalidad en este grupo poblacional. Según los estudios epidemiológicos, aproximadamente el 30% de los adultos mayores de 65 años sufre al menos una caída anualmente.

Además, se estima que las caídas son responsables de más del 50% de las lesiones accidentales en personas mayores de 75 años.

Las consecuencias de las caídas pueden ser graves, incluyendo fracturas de cadera, traumatismos craneoencefálicos y disminución de la calidad de vida. Es importante destacar que este síndrome tiene un impacto significativo en los sistemas de salud, generando altos costos en términos de hospitalizaciones y atención médica. Por lo tanto, es fundamental contar con estrategias de prevención y abordaje adecuadas para reducir la incidencia de caídas en esta población vulnerable. (Hart et al.2020)(Ganz & Latham, 2020)

Los factores que precipitan las caídas pueden clasificarse en intrínsecos y extrínsecos. Los factores intrínsecos incluyen problemas de salud como debilidad muscular, alteraciones en la marcha y el equilibrio, deterioro cognitivo y efectos secundarios de medicamentos. Los factores extrínsecos involucran condiciones del entorno, como iluminación inadecuada, obstáculos en los caminos y calzado inapropiado.

- Diagnóstico y Evaluación del Paciente Anciano con Riesgo de Caídas

El diagnóstico del Síndrome de Caidas en los adultos mayores incluye una evaluación exhaustiva para identificar las causas subyacentes y los factores de riesgo. Esto implica la revisión de la historia clínica del paciente, realizar pruebas físicas y funcionales, así como examinar las condiciones ambientales en las que se encuentra el individuo.

La evaluación de un paciente anciano con riesgo de caídas debe ser holística e incluir una revisión completa de la historia médica, un examen físico y pruebas de movilidad. Herramientas como la Escala de Equilibrio de Berg y la Prueba de Marcha de Seis Minutos son frecuentemente utilizadas para evaluar el riesgo de caídas. Estos instrumentos pueden proporcionar información objetiva sobre el riesgo de caídas y permiten detectar déficits en el equilibrio y la marcha.

Un diagnóstico preciso ayudará a diseñar un plan de tratamiento personalizado que incluya intervenciones dirigidas a mitigar los factores de riesgo identificados y mejorar la seguridad y la movilidad del paciente. (Iglesias et al.2022)

Se debe prestar especial atención a la revisión de medicamentos y a la evaluación cognitiva, ya que ambos pueden contribuir significativamente al riesgo de caídas. (COLCHADO ROSALES, 2021)

- Intervenciones Preventivas y Tratamientos

El abordaje y tratamiento del Síndrome de Caídas se basa en diversas estrategias.

Inicialmente, se deben identificar los factores de riesgo modificables mediante una evaluación integral del paciente, incluyendo antecedentes clínicos, medicamentos utilizados, alteraciones sensoriales y musculoesqueléticas, entre otros. Se debe fomentar la realización de ejercicio físico regular, incentivar una alimentación equilibrada y fortalecer los músculos mediante programas de entrenamiento específicos.

En cuanto a las técnicas de prevención de caídas, se deben implementar medidas como eliminar obstáculos en el entorno, utilizar calzado adecuado, utilizar dispositivos de ayuda para la movilidad y promover la seguridad en el hogar.

Finalmente, es fundamental ofrecer educación al paciente y a sus cuidadores sobre las estrategias a implementar para prevenir caídas y sobre cómo actuar en caso de que ocurran.

Es importante destacar que el tratamiento del Síndrome de Caídas debe ser personalizado, teniendo en cuenta las necesidades y características de cada paciente con el objetivo de reducir el riesgo de caídas y mejorar la calidad de vida

Las intervenciones para prevenir caídas en ancianos deben ser multifactoriales e incluir ajustes en el entorno del hogar para eliminar riesgos, programas de ejercicio para mejorar la fuerza y el equilibrio, y revisión farmacológica para minimizar efectos secundarios que podrían aumentar el riesgo de caídas. Además, la educación sobre la prevención de caídas es crucial para pacientes y cuidadores. En algunos casos, se pueden recomendar dispositivos de asistencia, como bastones o andadores, para mejorar la estabilidad. (COLCHADO ROSALES, 2021)

c. Incontinencia Urinaria

El síndrome de incontinencia en el adulto mayor se define como la pérdida involuntaria de orina que puede afectar la calidad de vida y la autonomía de los pacientes.

La epidemiología muestra una alta prevalencia, especialmente en mujeres de edad avanzada. El diagnóstico implica la evaluación de la historia clínica, exámenes físicos, pruebas de laboratorio y cuestionarios específicos para valorar la incontinencia. Entre los instrumentos de valoración se incluyen el pad test, la escala internacional de gravedad de la incontinencia, entre otros. El abordaje y tratamiento de la incontinencia en el adulto mayor son multidisciplinarios e incluyen cambios en el estilo de vida, ejercicios del suelo pélvico, dispositivos de contención, fármacos y en algunos casos, procedimientos quirúrgicos.

- Definición

La incontinencia urinaria se define como la pérdida involuntaria de orina, un problema común que afecta significativamente la dignidad y la calidad de vida en la población anciana. Esta condición no solo implica un desafío clínico, sino también social y psicológico, impactando la autonomía y la participación en actividades cotidianas. (Batmani et al., 2021) (Yağmur & Gül, 2021)

- Epidemiología del síndrome de incontinencia del adulto mayor

La incontinencia afecta a una gran proporción de la población geriátrica. Según estudios, alrededor del 50% de las personas mayores de 65 años presentan algún grado de incontinencia. Además, se estima que el 80% de los casos de incontinencia urinaria corresponde a mujeres. Esta información es crucial para la formación de médicos residentes, ya que les permite comprender la magnitud del problema y la necesidad de adquirir habilidades para su diagnóstico y tratamiento de manera efectiva en su práctica clínica. (Gibson et al.2021)

- Tipos de Incontinencia en el Anciano

En los ancianos, la incontinencia urinaria puede clasificarse en varios tipos principales:

- Incontinencia de esfuerzo: pérdida de orina al toser, estornudar o realizar cualquier actividad que incremente la presión intraabdominal.
- Incontinencia de urgencia: pérdida de orina asociada con un fuerte deseo de orinar que es difícil de detener.
- Incontinencia mixta: una combinación de incontinencia de esfuerzo y de urgencia.
- Incontinencia por rebosamiento: ocurre cuando la vejiga no se vacía completamente, llevando a episodios frecuentes de micción o goteo continuo.

- Diagnóstico Diferencial y Evaluación

El diagnóstico del Síndrome de Incontinencia del Adulto Mayor es crucial para el tratamiento adecuado. Es necesario utilizar herramientas específicas para evaluar la incontinencia urinaria, como cuestionarios de síntomas, diarios miccionales, pad test, flujometría, ecografía abdominal, urodinamia, entre otros.

También es esencial llevar a cabo una historia clínica detallada, prestando especial atención a los antecedentes médicos, quirúrgicos y la medicación actual. El examen físico debe incluir una evaluación genital, urinaria y neurológica.

Se debe considerar la realización de pruebas adicionales, como análisis de orina, cultivo microbiológico, ecografía renal, entre otras, para descartar otras patologías concurrentes. Las evaluaciones urodinámicas pueden ser necesarias para diferenciar entre los tipos de incontinencia y descartar otras condiciones médicas subyacentes. Es esencial considerar factores como medicaciones, comorbilidades y deterioro cognitivo, que pueden influir en la presentación y manejo de la incontinencia. (Shaw & Wagg, 2021)

El diagnóstico oportuno permitirá establecer un plan de manejo integral y personalizado para cada paciente, teniendo en cuenta factores como la causa subyacente, gravedad, impacto en la calidad de vida y metas terapéuticas." (Radoja and Degmečić2020) (Nambiar et al.2022)

- Instrumentos de Valoracion

En el contexto de la incontinencia del adulto mayor, los instrumentos de valoración son una parte crucial del proceso diagnóstico. Algunos de los instrumentos más utilizados incluyen el cuestionario de incontinencia urinaria (ICIQ), el cuestionario de evaluación de la incontinencia (IAQ) y la escala de severidad de incontinencia (IS). (Radoja and Degmečić.2020)

Estos instrumentos permiten a los médicos residentes recopilar información detallada sobre la frecuencia, severidad y el impacto de la incontinencia en la vida diaria de los pacientes. Además, facilitan la identificación de posibles causas subyacentes y contribuyen a la formulación de un plan de tratamiento adecuado y personalizado para cada paciente, lo que resulta fundamental en el abordaje integral de este síndrome geriátrico." (O'Connor et al.2021)

- Opciones de Tratamiento y Manejo Multidisciplinario

El tratamiento de la incontinencia urinaria en el anciano debe ser personalizado y puede incluir:

- Modificaciones conductuales: como entrenamiento vesical y ejercicios de fortalecimiento del suelo pélvico.
- Farmacoterapia: medicamentos específicos según el tipo de incontinencia.
- Intervenciones mínimamente invasivas: como inyecciones de toxina botulínica o dispositivos intravaginales.
- Cirugía: en casos seleccionados donde otras terapias no han sido efectivas.

Este manejo requiere la colaboración de un equipo multidisciplinario que incluye urólogos, geriatras, enfermeras especializadas, fisioterapeutas, y psicólogos, asegurando una atención integral y centrada en el paciente.

d. Deterioro Cognitivo

El Síndrome de Deterioro Cognitivo se caracteriza por la disminución de las habilidades cognitivas, como la memoria, el lenguaje, la atención y el razonamiento, lo cual afecta la capacidad de una persona para llevar a cabo actividades diarias.

Este síndrome es más frecuente en las personas de edad avanzada y puede ser causado por diferentes condiciones, como la enfermedad de Alzheimer o la demencia vascular.

La prevalencia del síndrome de deterioro cognitivo aumenta con la edad y se estima que afecta a alrededor del 20% de los adultos mayores de 65 años. El diagnóstico de este síndrome se basa en la evaluación clínica, la historia del paciente y pruebas neuropsicológicas. Algunos de los instrumentos de valoración utilizados incluyen el Mini-Mental State Examination (MMSE) y el Montreal Cognitive Assessment (MoCA). El abordaje y tratamiento de este síndrome incluyen intervenciones farmacológicas y no farmacológicas, como medicamentos para mejorar la función cognitiva, terapia ocupacional y programas de estimulación cognitiva.

Es fundamental que los médicos residentes adquieran los conocimientos necesarios sobre este síndrome para poder realizar un diagnóstico preciso y proporcionar un tratamiento adecuado a sus pacientes.

- Definición y Epidemiología

El Síndrome de Deterioro Cognitivo se define como un conjunto de síntomas cognitivos y funcionales que afectan la memoria, el lenguaje, la atención, el razonamiento y la capacidad para realizar actividades de la vida diaria.

Estos síntomas tienen un inicio gradual y progresivo, y suelen interferir significativamente en la independencia y calidad de vida de las personas mayores. Este síndrome no es una enfermedad en sí mismo, sino que puede ser causado por diversas condiciones como la enfermedad de Alzheimer, la demencia vascular y otras enfermedades neurodegenerativas. Es fundamental realizar una evaluación exhaustiva que incluya pruebas neuropsicológicas y escalas de valoración para establecer un diagnóstico preciso.. (Choreño-Parra et al.2020)(Parada et al.2022)

La epidemiología del Síndrome de Deterioro Cognitivo es de gran relevancia para comprender la prevalencia y el impacto de esta condición en la población geriátrica. Según estudios epidemiológicos, se estima que alrededor del 10-20% de los adultos mayores sufren de algún grado de deterioro cognitivo, llegando a ser un factor de riesgo para la demencia. Además, se ha observado que la edad avanzada y la presencia de ciertas enfermedades crónicas, como la hipertensión arterial y la diabetes, aumentan la probabilidad de desarrollar este síndrome. Estos datos resaltan la importancia de abordar adecuadamente el diagnóstico y tratamiento del Síndrome de Deterioro Cognitivo en los médicos residentes, con el fin de mejorar la calidad de vida de los pacientes geriátricos y reducir la carga que esta condición impone en los sistemas de salud. (Fonte Sevillano & Santos Hedman, 2020)(Parada et al.2022)

A medida que la población mundial envejece, el impacto del deterioro cognitivo continua creciendo, representando un desafío significativo tanto para los sistemas de salud como para las familias de los afectados.

- Clasificación y Etiología del Deterioro Cognitivo

El deterioro cognitivo puede clasificarse en dos categorías principales: deterioro cognitivo leve (DCL) y demencia. El DCL se caracteriza por una disminución cognitiva que no interfiere significativamente en las actividades diarias, mientras que la demencia implica una pérdida de función cognitiva suficiente para interferir con la independencia del individuo.

Las causas del deterioro cognitivo son variadas, incluyendo factores genéticos, enfermedades neurológicas como la enfermedad de Alzheimer y la demencia vascular, y factores de riesgo modificables como la hipertensión, la diabetes, el colesterol alto, la falta de ejercicio y la mala alimentación. Además, factores psicosociales como el aislamiento social y la depresión también pueden contribuir al desarrollo del deterioro cognitivo.

- Herramientas de Evaluación Cognitiva

El diagnóstico del Síndrome de Deterioro Cognitivo se realiza mediante una evaluación exhaustiva que incluye pruebas neuropsicológicas, valoración clínica y entrevistas con el paciente y sus cuidadores.

Se utilizan instrumentos de valoración específicos como el Mini-Mental State Examination (MMSE) y la Clinical Dementia Rating (CDR) para medir el grado de deterioro cognitivo. Además, se pueden realizar pruebas de neuroimagen, como la resonancia magnética cerebral, para descartar otras causas de deterioro cognitivo.

Es importante tener en cuenta que el diagnóstico debe ser realizado por un médico capacitado, a partir de una valoración estructurada, ya que el Síndrome de Deterioro Cognitivo puede estar asociado a diferentes tipos de demencia, como la enfermedad de Alzheimer. (Cancino et al.2020)

Un diagnóstico temprano y preciso permitirá establecer estrategias de abordaje y tratamiento adecuadas para mejorar la calidad de vida de los pacientes y sus cuidadores. (Gálvez, 2024)(Parada et al.2022)

Para diagnosticar y evaluar el deterioro cognitivo, se utilizan varias herramientas y pruebas neuropsicológicas. Estas incluyen:

- Mini-Mental State Examination (MMSE)**: una prueba breve utilizada para evaluar la función cognitiva.
- Montreal Cognitive Assessment (MoCA)**: diseñado para identificar DCL y demencia leve.
- Test del Reloj: una prueba sencilla y efectiva para evaluar la función ejecutiva y visoespacial.
- Además, se pueden utilizar cuestionarios como el Informant Questionnaire on Cognitive Decline in the Elderly (IQCODE) para obtener información adicional a través de los informantes de los pacientes.

Estos instrumentos permiten realizar una evaluación objetiva y cuantitativa del deterioro cognitivo, lo que facilita el diagnóstico preciso y el seguimiento del tratamiento. Es importante que los médicos residentes se familiaricen con estos instrumentos y aprendan a utilizarlos correctamente para realizar una evaluación completa y precisa de los pacientes con Síndrome de Deterioro Cognitivo. (Valenzuela Sánchez & Marcelino Arias, 2023)(Quinaloa et al.2020)

La elección de la herramienta adecuada depende de la situación clínica y el grado de deterioro sospechado. Estas evaluaciones deben ser complementadas por análisis clínicos y, en algunos casos, pruebas de imagen cerebral para descartar otras causas de los síntomas.

- Estrategias de Manejo y Cuidado del Paciente

El abordaje y tratamiento del Síndrome de Deterioro Cognitivo se basa en una evaluación exhaustiva de las funciones cognitivas y del estado de salud general del paciente geriátrico. (García-Ribas et al.2023)

El objetivo principal es ralentizar el deterioro cognitivo y mejorar la calidad de vida del paciente.

El abordaje y tratamiento del Síndrome de Deterioro Cognitivo involucra estrategias farmacológicas y no farmacológicas, como la estimulación cognitiva, la terapia ocupacional y el apoyo emocional, con el objetivo de mejorar la calidad de vida de los pacientes y retrasar el avance de los síntomas. Se considerar el uso de fármacos anticolinesterásicos para mejorar los síntomas cognitivos.

El manejo del deterioro cognitivo implica un enfoque multidisciplinario que incluye médicos, enfermeras, terapeutas y trabajadores sociales. Las intervenciones pueden incluir:

- Manejo médico: ajuste de medicamentos que pueden exacerbar el deterioro cognitivo y uso de fármacos para tratar síntomas específicos o para enlentecer la progresión de la demencia.
- Intervenciones psicosociales: como terapias de estimulación cognitiva, actividades grupales, y apoyo emocional tanto para el paciente como para los cuidadores.
- Modificaciones ambientales: asegurando que el entorno de vida del paciente sea seguro y estimulante.

Es fundamental el trabajo en equipo con otros profesionales de la salud, como psicólogos y terapeutas, para brindar una atención integral y adaptada a las necesidades de cada paciente. También es necesario proporcionar información y apoyo a los cuidadores y familiares, ya que desempeñan un papel crucial en el manejo y la atención diaria del paciente con Síndrome de Deterioro Cognitivo. (Sailema Lalaleo, 2023)(Mazo Bañol & Moncada Botero, 2023)

e. Sarcopenia

La sarcopenia es un síndrome geriátrico caracterizado por la pérdida progresiva y generalizada de masa muscular, fuerza y función, y se asocia con un mayor riesgo de discapacidad, caídas y deterioro de la calidad de vida en la población mayor.

Se estima que afecta aproximadamente al 10% de los adultos mayores de 60 años y su prevalencia aumenta con la edad. El diagnóstico se basa en la evaluación clínica de la fuerza y función muscular, así como en pruebas de laboratorio para descartar otras causas de debilidad. El abordaje y tratamiento de la sarcopenia se centra en intervenciones multidisciplinarias que incluyen ejercicio físico, terapia nutricional y control de factores de riesgo. Es fundamental que los médicos residentes adquieran conocimientos sobre la sarcopenia y su abordaje, para poder identificar y manejar adecuadamente esta condición en la población geriátrica. (Pérez Carvajal, 2023)(Sandoval Animas)

- Definición y Mecanismos fisiopatológicos

La sarcopenia es caracterizada como el declive progresivo y generalizado de la masa muscular esquelética y la función muscular, que se asocia con un riesgo incrementado de resultados adversos como caídas, fracturas, dependencia física y mortalidad. Desde un punto de vista fisiopatológico, la sarcopenia es el resultado de un desequilibrio entre la síntesis de proteínas musculares y su degradación, proceso influenciado por factores como el envejecimiento, la inactividad física, la inflamación sistémica, malnutrición, y alteraciones endocrinas.

- Epidemiología

Es una de las áreas de estudio más importantes en relación a los síndromes geriátricos. Se estima que la prevalencia de sarcopenia en adultos mayores de 60 años varía entre el 5% y el 25%, dependiendo del criterio de diagnóstico utilizado. Además, se ha observado que la sarcopenia tiende a aumentar con la edad, siendo más común en personas mayores de 80 años.

Esta condición se asocia con una serie de factores de riesgo, como la falta de actividad física, la desnutrición, la inflamación y las enfermedades crónicas, como la diabetes y la enfermedad pulmonar obstructiva crónica. (Petermann - Rocha et al.2022)(Gao et al., 2021)(Almohaisen et al.2022)

- Diagnóstico según EWGSOP2

La actualización más reciente del Grupo de Trabajo Europeo sobre Sarcopenia en Personas Mayores (EWGSOP2) propone un enfoque práctico y secuencial para el diagnóstico de la sarcopenia, enfocado inicialmente en la detección de riesgos mediante la velocidad de marcha. Un paso de marcha menor a 0.8 m/s sugiere sarcopenia, lo cual debe ser seguido por la medición de la fuerza de agarre y la evaluación de la masa muscular para confirmar el diagnóstico. La fuerza de agarre es considerada baja cuando es menor de 27 kg para hombres y 16 kg para mujeres. La masa muscular, evaluada por métodos como la absorciometría de rayos X de energía dual (DEXA) o la bioimpedancia eléctrica, también proporciona criterios cuantitativos para la confirmación diagnóstica. (Moretti et al.2024)

- Métodos de Diagnóstico y Criterios Actuales

Además de la DEXA y la bioimpedancia, otras técnicas de imagen como la tomografía computarizada (TC) y la resonancia magnética (RM) pueden ser empleadas para una evaluación detallada de la composición corporal. Estos métodos permiten no sólo identificar la reducción de la masa muscular, sino también analizar la calidad del tejido muscular, incluyendo la infiltración de grasa y la fibrosis. La implementación de estos criterios y métodos permite un diagnóstico preciso y diferenciado de la sarcopenia, facilitando así intervenciones más efectivas. (Loyola et al.2020) (Criollo Sánchez, 2024)

- Abordajes Terapéuticos y Prevención

El abordaje y tratamiento de la sarcopenia se basa en una combinación de intervenciones farmacológicas y no farmacológicas. El tratamiento se basa en 2 pilares fundamentales: Dietas ricas en proteínas (principalmente leucina y HMB), y entrenamiento de resistencia-potencia con el objetivo de promover el aumento de la masa y la fuerza muscular.

También se deben proporcionar suplementos nutricionales en caso de deficiencias de proteínas y vitamina D.

Es importante fomentar la actividad física regular, como caminar o hacer ejercicios de equilibrio, para mejorar la función muscular.

Otros enfoques no farmacológicos incluyen la terapia ocupacional para facilitar la independencia en las actividades diarias y la fisioterapia para mejorar la movilidad.

En cuanto a las intervenciones farmacológicas, no existe al momento una estrategia efectiva que mejore la masa o calidad muscular, es importante evaluar los potenciales riesgos y beneficios antes de iniciar cualquier tratamiento farmacológico en pacientes geriátricos. (Barajas-Galindo et al.2021)(Murri, 2021)

f. Fragilidad

El síndrome de fragilidad es una condición común en los adultos mayores y se caracteriza por una disminución de la reserva fisiológica y una mayor vulnerabilidad ante el estrés. Se define como una condición médica caracterizada por la presencia de debilidad, reducción de la velocidad de marcha, disminución de la actividad física, pérdida de peso involuntaria y disminución de la función cognitiva.

La fragilidad afecta aproximadamente al 10-25% de las personas mayores de 65 años y esta prevalencia aumenta con la edad. El diagnóstico de fragilidad se basa en criterios clínicos, que pueden incluir la escala de fragilidad de Fried y el índice de fragilidad de Rockwood. El abordaje y tratamiento de la fragilidad implican intervenciones multidisciplinarias que incluyen ejercicio físico, optimización de la nutrición, manejo de medicamentos, terapia cognitiva y reducción de factores de riesgo. (Kaçmaz et al., 2023)(Montesino et al.2022)

Es esencial que los médicos residentes estén capacitados en el reconocimiento y manejo de este síndrome para brindar una atención de calidad a los pacientes geriátricos.

- Definición

La fragilidad es definida como un estado de vulnerabilidad aumentada ante estresores externos, debido a la disminución en las reservas fisiológicas en múltiples sistemas corporales. Este síndrome es característico de la población anciana y se asocia con un riesgo elevado de eventos adversos como caídas, discapacidad, hospitalización y mortalidad. (Barillas Escobar & Henríquez Mezquita, 2021)

- Epidemiologia

El Síndrome de Fragilidad es un problema geriátrico común en todo el mundo, afectando especialmente a las personas mayores de 65 años.

Se estima que entre el 4% y el 27% de los adultos mayores comunitarios y hasta el 50% de los residentes en instituciones geriátricas presentan fragilidad. Además, la prevalencia de fragilidad aumenta con la edad, siendo mayor en las mujeres. (Martínez et al., 2024)

La fragilidad también se asocia con una mayor morbilidad y mortalidad, así como con una mayor utilización de los servicios de salud. Estos datos demuestran la importancia de abordar y tratar adecuadamente este síndrome en los médicos residentes, a fin de brindar una atención integral y mejorar la calidad de vida de los pacientes geriátricos. (Martínez et al., 2024)

- Conceptualización y Relevancia en Geriatría

En geriatría, la fragilidad es reconocida como un predictor clave de los resultados de salud en los adultos mayores y un factor crítico en la planificación de su cuidado. Su relevancia radica en la capacidad de identificar a los individuos en alto riesgo de deterioro rápido, permitiendo la implementación de estrategias preventivas y terapéuticas específicas que puedan mejorar significativamente su pronóstico y calidad de vida.

- Modelos de Evaluación de la Fragilidad (Gómez Monedero, 2023)(López, 2023)

Existen varios modelos para evaluar la fragilidad, destacando principalmente dos:

- Modelo Fenotípico de Fried: Este modelo identifica la fragilidad mediante la presencia de cinco criterios: pérdida de peso no intencionada, debilidad (medida por la fuerza de prensión), agotamiento, lentitud y bajo nivel de actividad física. La presencia de tres o más de estos criterios clasifica a un individuo como frágil.
- Índice de Fragilidad Acumulativa: Este enfoque considera la fragilidad como una acumulación de déficits a lo largo del tiempo, evaluando una amplia gama de variables incluyendo síntomas, signos, enfermedades, discapacidades y resultados de laboratorio. Un mayor número de déficits se asocia con una fragilidad más severa.

- Impacto de la Fragilidad

El impacto de la fragilidad en la población anciana es profundo, afectando no solo la salud física sino también la autonomía y la interacción social. Los individuos frágiles tienen una mayor probabilidad de sufrir deterioro en la calidad de vida, incremento en el uso de servicios de salud, y una mayor dependencia en cuidados a largo plazo. Además, la fragilidad puede exacerbar el curso de otras enfermedades crónicas, complicando su manejo y tratamiento.

- Intervenciones para Mejorar la Resiliencia y la Calidad de Vida

El abordaje y tratamiento del Síndrome de Fragilidad en pacientes geriátricos se centra en una atención integral y multidimensional.

Es fundamental diseñar un plan de cuidados que permita abordar los factores de riesgo y las causas subyacentes de la fragilidad. Esto implica un enfoque interdisciplinario que incluya acciones específicas para la mejora de la funcionalidad física, nutricional y cognitiva de los pacientes.

Entre las intervenciones no farmacológicas destacan el ejercicio físico personalizado, la terapia ocupacional, la estimulación cognitiva y la adecuada nutrición. En cuanto al tratamiento farmacológico, se pueden utilizar diferentes medicamentos para el manejo de las comorbilidades y los síntomas asociados a la fragilidad. Además, es fundamental proporcionar un entorno seguro y adaptado a las necesidades del paciente, así como brindar apoyo social y emocional para mejorar su calidad de vida

Las intervenciones para manejar la fragilidad se centran en mejorar la resiliencia y la capacidad funcional del individuo. Estas incluyen:

- Programas de ejercicio físico: Diseñados para mejorar la fuerza, el equilibrio y la resistencia general.
- Optimización nutricional:Asegurando una dieta rica en proteínas, vitaminas y minerales esenciales para mantener la masa muscular y la función inmunológica.
- Manejo integrado de enfermedades crónicas: Coordinando la atención entre diferentes especialistas para optimizar el tratamiento de comorbilidades.
- Apoyo psicosocial: Proporcionando asistencia social y psicológica para promover la inclusión social y combatir la depresión y la soledad.

3. Abordaje Multidisciplinario de los Síndromes Geriátricos

El abordaje multidisciplinario de los síndromes geriátricos es fundamental para brindar una atención integral a los pacientes. En este enfoque, se involucran diversos profesionales de la salud, como médicos geriatras, enfermeras, fisioterapeutas, terapeutas ocupacionales y trabajadores sociales, entre otros. Cada profesional aporta su experiencia y conocimientos específicos para evaluar y tratar los síndromes geriátricos desde diferentes perspectivas. El trabajo en equipo permite una evaluación completa de los pacientes, considerando tanto las dimensiones médicas como las sociales, psicológicas y funcionales. Se establece una comunicación efectiva entre los diferentes especialistas involucrados, lo que facilita la toma de decisiones compartidas y la coordinación de los tratamientos. De esta manera, se mejora la calidad de vida de los pacientes geriátricos y se reducen las complicaciones y hospitalizaciones.

Este enfoque multidisciplinario es especialmente relevante en los síndromes geriátricos, ya que estos suelen ser multifactoriales y requieren un abordaje integral que considere todas las dimensiones de la persona mayor. El trabajo en equipo también permite una visión más completa de la salud del paciente, ya que cada profesional puede detectar aspectos que otros podrían pasar por alto, lo que resulta en un tratamiento más eficaz y personalizado para cada individuo. La colaboración multidisciplinaria brinda un apoyo integral a los pacientes y a sus familias, abordando no solo las necesidades médicas, sino también las emocionales, sociales y de estilo de vida.

En definitiva, el enfoque multidisciplinario en el tratamiento de los síndromes geriátricos representa una forma holística y efectiva de mejorar la calidad de vida y bienestar de las personas mayores.

4. Tratamiento Farmacológico y No Farmacológico

El tratamiento de los síndromes geriátricos se aborda tanto desde un enfoque farmacológico como no farmacológico. En el caso del tratamiento farmacológico, se utilizan medicamentos para abordar los síntomas y las causas subyacentes de los síndromes geriátricos. Por ejemplo, en el síndrome de inmovilidad se pueden prescribir medicamentos para el dolor y la inflamación, así como para mejorar la movilidad. En el caso del tratamiento no farmacológico, se emplean intervenciones y terapias no medicamentosas. Estas pueden incluir terapia física y ocupacional, programas de ejercicio, cambios en la alimentación y la adaptación del entorno físico. También se pueden utilizar técnicas de terapia cognitiva y emocional para abordar los síndromes geriátricos, como el deterioro cognitivo y la fragilidad. En general, el tratamiento farmacológico y no farmacológico se utilizan de manera complementaria para optimizar el abordaje de los síndromes geriátricos y mejorar la calidad de vida de los pacientes mayores.

5. Importancia de la Formación en Síndromes Geriátricos para Médicos Residentes

La formación en síndromes geriátricos es de suma importancia para los médicos residentes debido al creciente envejecimiento de la población y al aumento de la demanda de atención médica en este grupo de pacientes.

Los síndromes geriátricos son condiciones clínicas frecuentes en los adultos mayores y su correcto manejo requiere de conocimientos específicos y habilidades clínicas. Estos síndromes, como el de inmovilidad, caídas, deterioro cognitivo, sarcopenia y fragilidad, están asociados con un mayor riesgo de discapacidad, hospitalización, institucionalización y mortalidad.

La falta de formación adecuada en síndromes geriátricos puede llevar a un diagnóstico y tratamiento inadecuados, así como a un aumento de las complicaciones y resultados negativos para los pacientes. Por lo tanto, es fundamental que los médicos residentes adquieran el conocimiento y las habilidades necesarias para identificar y manejar estos síndromes de manera integral, proporcionando una atención óptima y de calidad a los adultos mayores.

Se debe prestar especial atención a la importancia de gestionar adecuadamente los medicamentos en pacientes mayores, ya que la farmacoterapia inapropiada puede aumentar el riesgo de interacciones medicamentosas y efectos adversos.

Es esencial promover la formación continua en síndromes geriátricos para garantizar que los médicos residentes estén capacitados para brindar una atención integral y de calidad a la creciente población de adultos mayores.

6. Aprendizaje B-learning en la Enseñanza de Síndromes Geriátricos

El Aprendizaje B-learning es una metodología innovadora que combina de forma efectiva el aprendizaje presencial y en línea para facilitar la enseñanza de los Síndromes Geriátricos a los médicos residentes.

Esta estrategia educativa se basa en el uso de recursos digitales y tecnológicos para permitir a los estudiantes acceder a contenidos teóricos, estudios de casos, videos y otros recursos educativos desde cualquier ubicación y en cualquier momento. Fomenta la participación activa a través de foros de discusión, actividades colaborativas y evaluaciones en línea, promoviendo la adquisición de conocimientos teóricos y prácticos, así como el desarrollo de habilidades clínicas y la toma de decisiones informadas en el abordaje y tratamiento de los Síndromes Geriátricos.

Al combinar la enseñanza presencial con la enseñanza en línea, el Aprendizaje B-learning ofrece flexibilidad y adaptabilidad a las necesidades individuales de los médicos residentes, permitiéndoles acceder al contenido de manera autónoma y desarrollar su aprendizaje a su propio ritmo. Esta metodología proporciona una experiencia de aprendizaje más enriquecedora y efectiva, mejorando la retención de conocimientos y la transferencia de habilidades a la práctica clínica.

En resumen, el Aprendizaje B-learning es una estrategia educativa innovadora que optimiza la enseñanza de los Síndromes Geriátricos a médicos residentes, brindándoles herramientas y recursos de aprendizaje de vanguardia para mejorar su formación y desempeño profesional. El método B-learning ayuda a los médicos residentes a adquirir habilidades clínicas y conocimientos teóricos de manera flexible y adaptable a sus necesidades individuales.

Esta metodología innovadora es altamente efectiva y enriquecedora, permitiendo que los médicos residentes desarrollen sus habilidades a su propio ritmo y en cualquier lugar. El enfoque B-learning fomenta la participación activa a través de foros de discusión y actividades colaborativas, permitiendo a los estudiantes aprender de manera más integral. Gracias a la combinación del aprendizaje presencial y en línea, los médicos residentes pueden mejorar su formación y desempeño profesional de manera significativa.

a. Metodologías y Herramientas del Aprendizaje B-learning

En la enseñanza de Síndromes Geriátricos a médicos residentes desde el aprendizaje B-learning se pueden utilizan diversas metodologías y herramientas para favorecer el proceso de enseñanza-aprendizaje.

Entre las metodologías destacan la combinación de clases presenciales y virtuales, permitiendo flexibilidad en el tiempo y espacio para el aprendizaje. Además, se emplean técnicas como el estudio de casos clínicos, simulaciones virtuales y debates, fomentando la participación activa de los estudiantes y la aplicación de los conocimientos teóricos en situaciones reales. Esto mediante la utilización de herramientas tecnológicas como plataformas educativas y recursos multimedia interactivos, que facilitan el acceso a material de estudio, la retroalimentación y la evaluación del aprendizaje.

Estas metodologías y herramientas del aprendizaje B-learning contribuyen a mejorar la formación de los médicos residentes en síndromes geriátricos, promoviendo un aprendizaje más dinámico, participativo y centrado en el estudiante.

b. Diseño de Contenidos para la Enseñanza de Síndromes Geriátricos en el Aprendizaje B-learning

El diseño de contenidos para la enseñanza de síndromes geriátricos en el b-learning es fundamental para garantizar un aprendizaje efectivo. Es importante definir de manera clara y concisa los objetivos de cada módulo, así como los contenidos que se abordarán. Se debe tener en cuenta que el B-learning combina la enseñanza presencial con el aprendizaje online, por lo que es necesario adaptar los materiales y estrategias pedagógicas a esta modalidad. Para ello, se pueden utilizar diversos recursos como presentaciones interactivas, videos educativos, casos clínicos y foros de discusión. Es esencial establecer una secuencia lógica y coherente en la presentación de los contenidos, de manera que los médicos residentes puedan adquirir los conocimientos de forma progresiva. Se deben incluir actividades de evaluación para medir el nivel de comprensión y retención de la información. En resumen, el diseño de contenidos para la enseñanza de síndromes geriátricos en el B-learning debe ser didáctico, interactivo y adaptado a las necesidades de los médicos residentes.

i. Metodologias de Diseño

En la enseñanza de síndromes geriátricos a médicos residentes desde el aprendizaje B-learning, las metodologías de diseño desempeñan un papel fundamental.

1. Foros Virtuales

Los foros virtuales son una modalidad de interacción en línea que permite a los médicos residentes discutir y compartir ideas sobre los síndromes geriátricos. Estos foros brindan un espacio virtual donde los participantes pueden plantear preguntas, plantear y responder comentarios, y compartir recursos relevantes. (Fernández et al.2022)

Los foros virtuales fomentan la participación activa y el intercambio de conocimientos entre los médicos residentes, lo que facilita el aprendizaje colaborativo y el desarrollo de habilidades para el abordaje y tratamiento de los síndromes geriátricos. Permiten la interacción con expertos en el tema, quienes pueden brindar orientación y asesoramiento. (Sánchez et al.2023)

En este sentido, los foros virtuales constituyen una herramienta efectiva para promover la discusión y el aprendizaje entre los médicos residentes en el contexto del aprendizaje B-learning; son una herramienta esencial para el intercambio de información y la colaboración entre médicos de diferentes especialidades, lo que contribuye significativamente al avance de la medicina geriátrica. La posibilidad de mantener conversaciones fluidas a través de plataformas virtuales permite a los profesionales de la salud acceder a diferentes perspectivas, descubrir nuevas prácticas y mejorar sus habilidades clínicas para brindar una atención óptima a los pacientes geriátricos. La flexibilidad y facilidad de acceso a los foros virtuales permite a los médicos mantenerse actualizados en temas relevantes y participar en el desarrollo de nuevas investigaciones y en la implementación de mejores prácticas en el cuidado de pacientes de edad avanzada. (Céspedes-Tamayo et al.2020)

En resumen, los foros virtuales representan una valiosa herramienta para el fortalecimiento de la comunidad médica y la mejora continua de la atención geriátrica.

2. Simulacion Virtual

La simulación virtual es una metodología utilizada en la enseñanza de síndromes geriátricos para médicos residentes. Consiste en el uso de programas y tecnología de realidad virtual para recrear situaciones clínicas realistas y permitir a los estudiantes practicar y adquirir habilidades en un ambiente seguro y controlado.

A través de la simulación virtual, los médicos residentes pueden enfrentarse a casos clínicos complejos y aplicar sus conocimientos teóricos en la toma de decisiones médicas. Esta metodología permite también recibir retroalimentación inmediata, lo que favorece el aprendizaje activo y la mejora continua.

La simulación virtual ofrece la ventaja de ser flexible en cuanto a horarios y lugares de estudio, ya que puede realizarse de forma individual y en diferentes momentos.

Esta metodología de enseñanza resulta especialmente útil para la adquisición de habilidades clínicas prácticas y el desarrollo de competencias necesarias en el abordaje y tratamiento de los síndromes geriátricos. El uso de la simulación virtual permite a los médicos residentes mejorar su capacidad para diagnosticar y tratar eficazmente a los pacientes geriátricos. Al ofrecer un entorno realista y seguro, los residentes pueden practicar en escenarios que imitan la complejidad y desafíos de la atención médica a personas mayores. Esto les brinda la oportunidad de aplicar sus conocimientos en un entorno controlado y recibir retroalimentación inmediata sobre sus decisiones. (Siew et al., 2021)

La simulación virtual también les permite aprender a gestionar situaciones clínicas de alta complejidad, lo que es crucial para su formación como médicos. Además, al poder realizar la simulación en horarios y lugares flexibles, los médicos residentes pueden adaptar su educación a sus propias necesidades y responsabilidades. (Chaby et al.2022)

En resumen, la simulación virtual es una herramienta valiosa para la formación de médicos residentes en el tratamiento de síndromes geriátricos, brindando una forma segura, efectiva y flexible de adquirir y mejorar habilidades clínicas.

3. Aula invertida

El aula invertida es una metodología de enseñanza que promueve el aprendizaje activo y la participación de los médicos residentes. En esta modalidad, los alumnos estudian los contenidos teóricos de los síndromes geriátricos de forma autónoma antes de la clase, a través de materiales didácticos como videos, lecturas o tutoriales online. Posteriormente, en el aula, se fomenta la discusión, el análisis de casos y la resolución de problemas prácticos, lo cual facilita la aplicación de los conocimientos adquiridos. Esta estrategia permite aprovechar mejor el tiempo en clase y promueve un aprendizaje más profundo, ya que los médicos residentes pueden resolver dudas y recibir retroalimentación directa del docente.

Al realizar actividades prácticas en grupo, se fomenta el trabajo en equipo y la colaboración entre los participantes, habilidades esenciales en el manejo de los síndromes geriátricos.

El aula invertida crea un ambiente de aprendizaje colaborativo que empodera a los residentes para desarrollar habilidades cognitivas complejas y críticas. Se fomenta la construcción del conocimiento a través del debate y la discusión, permitiendo a los residentes analizar y reflexionar sobre el material de aprendizaje desde diferentes perspectivas. Asimismo, el modelo fomenta la responsabilidad individual de los residentes en el proceso de aprendizaje, al promover la preparación previa y la participación activa en las actividades de aula. Esta metodología también favorece el desarrollo de habilidades de comunicación efectiva, enseñando a los residentes a expresar sus ideas de manera clara y coherente. (Masud et al.2022)(Ong et al.2021)(Wu et al., 2020)

En resumen, el aula invertida es una técnica efectiva para enseñar sobre estos síndromes, ya que fomenta el aprendizaje activo, la participación y el trabajo en equipo de los médicos residentes. En definitiva, el aula invertida es una poderosa herramienta para mejorar la calidad de la educación médica a través de la activa participación de los residentes y la promoción de un aprendizaje significativo y colaborativo. El aula invertida enriquece la experiencia educativa al promover un debate constructivo que faculta a los residentes a analizar y reflexionar sobre los síndromes geriátricos desde diversas perspectivas. También, el modelo fomenta la indagación crítica y autónoma, instando a los residentes a comprometerse activamente con su proceso de aprendizaje y a buscar activamente la comprensión y el dominio de los contenidos

4. Clase Asincronica

La clase asincrónica es una metodología de enseñanza utilizada en el aprendizaje B-learning que permite a los médicos residentes acceder a materiales y contenidos de forma flexible y autónoma.

En esta modalidad, los participantes pueden acceder a videos, lecturas, y otros recursos en línea a su propio ritmo, lo que les brinda la oportunidad de revisar el contenido y profundizar en los temas de interés. (Wu et al., 2020)

Fomenta la interacción entre los médicos residentes a través de foros virtuales y otras herramientas de comunicación en línea, donde pueden discutir y resolver preguntas. Este enfoque permite a los médicos residentes adaptar su aprendizaje a sus propias necesidades y horarios, lo que promueve una mayor participación y comprensión en el estudio de los síndromes geriátricos. La flexibilidad de la clase asincrónica también facilita el acceso a la educación médica continua, ya que permite a los residentes continuar aprendiendo a pesar de sus obligaciones laborales y personales. (Ong et al.2021)

En resumen esta metodología fomenta la autonomía y responsabilidad en el proceso de aprendizaje, preparando a los médicos residentes para un ejercicio profesional más reflexivo y comprometido con la actualización constante en conocimientos médicos.

5. Tutoria Virtual

La tutoría virtual es una herramienta fundamental en el aprendizaje B-learning de los síndromes geriátricos. A través de esta modalidad, los médicos residentes pueden recibir orientación, apoyo y seguimiento por parte de tutores expertos en el campo.

Durante las tutorías virtuales, los residentes pueden plantear sus dudas, recibir retroalimentación sobre sus casos clínicos y discutir estrategias de abordaje y tratamiento. Estas sesiones permiten la revisión conjunta de instrumentos de valoración utilizados en el diagnóstico de los síndromes geriátricos.

La tutoría virtual favorece el aprendizaje autónomo y la interacción entre tutores y residentes, promoviendo un espacio de reflexión y análisis de casos reales. Asimismo, esta modalidad de tutoría facilita el acceso a información actualizada y recursos bibliográficos relevantes. (Masud et al.2022)

La tutoría virtual también les permite desarrollar habilidades de comunicación y colaboración a través de plataformas virtuales, lo que es esencial en el entorno de la atención médica actual. Además, al fomentar la autonomía de los residentes, la tutoría virtual les proporciona una mayor sensación de responsabilidad y control sobre su aprendizaje. Los tutores expertos pueden compartir experiencias clínicas y casos de estudio relevantes, lo que enriquece la formación de los residentes y les brinda una perspectiva práctica que complementa su capacitación clínica. (Ong et al.2021)(Pan et al., 2024). Mediante la tutoría virtual, se puede acceder a sesiones de formación especializada y conferencias magistrales impartidas por líderes de opinión en el campo de la geriatría.

En resumen, la tutoría virtual es una estrategia pedagógica efectiva para fortalecer el conocimiento y habilidades de los médicos residentes en el abordaje de los síndromes geriátricos por la interacción directa con expertos del ámbito que promueve el desarrollo profesional de los residentes y les ayuda a mantenerse actualizados con las últimas tendencias y avances en el tratamiento de los síndromes geriátricos.

c. Experiencias en Educación Medica

En el ámbito de la educación médica, se han desarrollado diversas experiencias en la enseñanza de síndromes geriátricos mediante el uso de la modalidad B-learning. Estas experiencias se han centrado en brindar a los médicos residentes la oportunidad de ampliar sus conocimientos sobre los diferentes síndromes geriátricos, así como en proporcionarles herramientas prácticas para el abordaje y tratamiento de los mismos, permitiéndoles adquirir habilidades y competencias necesarias para brindar una atención integral y de calidad a los pacientes geriátricos. (Stefanowicz-Kocoł et al., 2023)

Sin embargo, también se han identificado limitaciones en la implementación del B-learning en la educación médica, como la falta de acceso a recursos tecnológicos, la resistencia al cambio o la dificultad para evaluar el aprendizaje en entornos virtuales. (Piot et al.2020)

A pesar de estos desafíos, las experiencias exitosas en la enseñanza de síndromes geriátricos con enfoque B-learning representan una oportunidad para mejorar la formación de los médicos residentes y garantizar una atención adecuada a la población geriátrica

i. Expectativas y Limitaciones

En cuanto a las expectativas del aprendizaje B-learning en la enseñanza de síndromes geriátricos a médicos residentes, se espera que esta metodología proporcione un entorno flexible y accesible para el aprendizaje, permitiendo a los estudiantes acceder al contenido en cualquier momento y lugar.

Se espera que el uso de herramientas virtuales y la interacción con otros estudiantes y tutores en foros virtuales promueva un mayor compromiso y participación activa en el proceso de aprendizaje. Sin embargo, es importante considerar las limitaciones de esta metodología, como la necesidad de acceso a internet y a dispositivos tecnológicos, así como la posibilidad de que algunos estudiantes puedan tener dificultades para adaptarse a esta forma de aprendizaje. También se debe tener en cuenta que el aprendizaje B-learning requiere de una planificación cuidadosa para garantizar la integración efectiva de los diferentes componentes y actividades de aprendizaje.

d. Evaluación del Aprendizaje en Síndromes Geriátricos con enfoque B-learning

La evaluación del aprendizaje en síndromes geriátricos con enfoque B-learning es fundamental para medir el conocimiento adquirido por los médicos residentes.

Se deben utilizar diferentes estrategias de evaluación, como pruebas escritas, estudios de casos, actividades prácticas y evaluación continua.

El enfoque B-learning proporciona la oportunidad de evaluar tanto los conocimientos teóricos como las habilidades prácticas de los médicos residentes. Además, es importante evaluar el proceso de aprendizaje en síndromes geriátricos, identificando las fortalezas y debilidades de los residentes, para poder brindar una retroalimentación adecuada y mejorar continuamente la enseñanza.

La evaluación debe ser objetiva, justa y basada en criterios establecidos, con el fin de garantizar la calidad y el rigor académico en la formación de los médicos residentes.

e. Experiencias Exitosas y Buenas Prácticas en la Enseñanza de Síndromes Geriátricos con Aprendizaje B-learning

En la enseñanza de Síndromes Geriátricos con Aprendizaje B-learning se han identificado varias experiencias exitosas y buenas prácticas. Algunas de ellas incluyen la integración de casos clínicos reales y relevantes para que los médicos residentes puedan aplicar sus conocimientos teóricos en situaciones prácticas.

También se ha encontrado beneficioso el uso de plataformas virtuales interactivas, donde los residentes pueden acceder a materiales de estudio, realizar actividades y participar en foros de discusión con otros profesionales. (Siew et al., 2021)

Es importante el contar con un equipo docente multidisciplinario que brinde apoyo y retroalimentación personalizada a los residentes. (Masud et al.2022)

Estas experiencias exitosas y buenas prácticas han permitido mejorar el aprendizaje y la formación de los médicos residentes en el abordaje y tratamiento de los Síndromes Geriátricos desde el enfoque del Aprendizaje B-learning.

f. Desafíos y Oportunidades en la Implementación del Aprendizaje B-learning en la Enseñanza de Síndromes Geriátricos

La implementación del aprendizaje B-learning en la enseñanza de síndromes geriátricos presenta diversos desafíos y oportunidades.

Uno de los desafíos es la adaptación de los contenidos y metodologías tradicionales a un formato B-learning, que combina el aprendizaje presencial y en línea. Esto requiere revisar y ajustar los materiales de enseñanza para garantizar que sean accesibles y efectivos tanto en entornos físicos como virtuales.

Es necesario capacitar a los educadores en el uso de las herramientas y recursos tecnológicos necesarios para implementar el aprendizaje B-learning de manera exitosa. La implementación del B-learning también ofrece oportunidades significativas. A través de esta modalidad, los médicos residentes pueden acceder a una variedad de recursos en línea, como videos, casos clínicos y simulaciones, que enriquecen su proceso de aprendizaje. El aprendizaje en línea permite adaptar los tiempos y ritmos de estudio de cada residente, mejorando su autonomía y autodisciplina.

En resumen, la implementación del aprendizaje B-learning en la enseñanza de síndromes geriátricos plantea desafíos en términos de adaptación y capacitación, pero también ofrece oportunidades para mejorar la accesibilidad y la calidad del aprendizaje de los médicos residentes.

7. Conclusiones y Recomendaciones para la Enseñanza de Síndromes Geriátricos a Médicos Residentes

En conclusión, la enseñanza de síndromes geriátricos a médicos residentes es de vital importancia para preparar a los profesionales de la salud en el manejo integral de la población anciana.

Es fundamental que los médicos residentes adquieran conocimientos sólidos sobre la definición, conceptos, epidemiología, características, abordaje y tratamiento de los diferentes síndromes geriátricos, como la inmovilidad, caídas, deterioro cognitivo, sarcopenia y fragilidad. Esto les permitirá ofrecer una atención de calidad, basada en la evidencia científica y adaptada a las necesidades particulares de los pacientes geriátricos. Por tanto, se recomienda incluir en los programas de formación de médicos residentes contenidos específicos sobre síndromes geriátricos, así como utilizar metodologías y herramientas del aprendizaje B-learning para optimizar el proceso de enseñanza-aprendizaje.

Es esencial fomentar el abordaje multidisciplinario y el uso de enfoques tanto farmacológicos como no farmacológicos en el tratamiento de estos síndromes. Considero importante compartir experiencias exitosas y buenas prácticas entre los profesionales de la salud, con el fin de generar conocimiento y mejorar la calidad de la enseñanza en este ámbito.

A pesar de los desafíos y oportunidades que presenta la implementación del aprendizaje B-learning en la enseñanza de síndromes geriátricos, es fundamental seguir avanzando en esta dirección para formar médicos residentes competentes y comprometidos con el cuidado de la población geriátrica.

Referencias

- Peña, K. P., Morera, M. R., Chaves, F. O., Quirós, K. V. L., & Quirós, S. L. (2020). Síndromes geriátricos: caídas, incontinencia y deterioro cognitivo. Revista Hispanoamericana de Ciencias de la Salud (RHCS), 6(4), 201-210. unirioja.es
- Corzo Camacho, M. A. (). Construcción de un módulo educativo para la enseñanza de los grandes síndromes geriátricos por medio del uso de aprendizaje basado en problemas y tecnologías .... repositorio.unal.edu.co. unal.edu.co
- Tamayo Pérez, L. (2023). Fragilidad y síndromes geriátricos en un grupo de personas mayores institucionalizadas. uva.es
- Suárez Tomalá, G. A. (2022). Deterioro de la movilidad física y su influencia en el bienestar psicológico de los adultos mayores. Centro de salud Bastión Popular tipo C. Guayaquil, 2022. upse.edu.ec
- Cuasapaz-Bermeo, A. E., Davas-Torres, C. C., Granda-Carbo, M. V., Zambrano-Santana, J. P., & Ponce-Alencastro, J. A. (2023). Valoración y seguimiento clínico de úlceras por presión en pacientes geriátricos: Revisión integrada a la literatura. Multidisciplinary & Health Education Journal, 5(2), 279-285. journalmhe.org
- MUÑOZ, D. Y. S. (). ... DE VARIABLES SOCIODEMOGRÁFICAS, CLÍNICAS Y CAPACIDAD FUNCIONAL CON EL RIESGO A CAÍDAS EN ADULTOS MAYORES DEL MUNICIPIO DE .... core.ac.uk. core.ac.uk
- Sánchez, A. (2023). Abordaje kinésico domiciliario en patologías del adulto mayor. ufasta.edu.ar
- Gómez Monedero, A. (2023). Aproximación a los instrumentos de evaluación del síndrome de fragilidad: scoping review. universidadeuropea.com
- Cedeño, K. O. C., Narváez, E. R. C., Contreras, J. N. I., & Ortiz, B. D. G. (2024). Polineuropsicofarmacia: Revisión Actualizada de sus Complicaciones en Población Geriátrica. Ciencia Latina Revista Científica Multidisciplinar, 8(1), 1759-1775. ciencialatina.org
- Franco, F. & Lisbeth, G. (2022). Factores de riesgo de caída en los adultos mayores del barrio Paraíso, parroquia Anconcito 2022.. upse.edu.ec

- Hart, L. A., Phelan, E. A., Yi, J. Y., Marcum, Z. A., & Gray, S. L. (2020). Use of fall risk-increasing drugs around a fall - related injury in older adults: A systematic review. Journal of the American Geriatrics Society, 68(6), 1334-1343. nih.gov
- Ganz, D. A. & Latham, N. K. (2020). Prevention of falls in community-dwelling older adults. New England journal of medicine. escholarship.org
- Iglesias, A. L., Sánchez, L. H., Mateos-Nozal, J., & Nebreda, M. Á. (2022). Caídas y fractura de cadera. Medicine-Programa de Formación Médica Continuada Acreditado, 13(62), 3659-3670. [HTML]
- COLCHADO ROSALES, B. (2021). Efectividad de ejercicios de coordinación y equilibrio en la marcha del adulto mayor en un Hospital Público, Chimbote 2019. usanpedro.edu.pe
- Choreño-Parra, J. A., De la Rosa-Arredondo, T., & Guadarrama-Ortíz, P. (2020). Abordaje diagnóstico del paciente con deterioro cognitivo en el primer nivel de atención. Med Int Méx, 36(6). utel.edu.mx
- Parada Muñoz, K. R., Guapizaca Juca, J. F., & Bueno Pacheco, G. A. (2022). Deterioro cognitivo y depresión en adultos mayores: una revisión sistemática de los últimos 5 años. Revista Científica UISRAEL, 9(2), 77-93. senescyt.gob.ec
- Fonte Sevillano, T. & Santos Hedman, D. J. (2020). Deterioro cognitivo leve en personas mayores de 85 años. Revista cubana de medicina. sld.cu
- Gálvez, C. M. G. (2024). Utilidad del test STROOP en la evaluación de funciones cognitivas en personas con demencia. CIENCIAMATRIA. unirioja.es
- Valenzuela Sánchez, E. J. & Marcelino Arias, N. K. (2023). . Correlación entre el deterioro cognitivo identificado en el test mini-mental state examination y los criterios diagnósticos de la enfermedad de Alzheimer en el Hospital .... unphu.edu.do
- Quinaloa, J. G. L., Guamangate, Y. K. M., Caisaluisa, J. L. M., & Cerda, V. D. C. T. (2020). Test Minimental para el diagnóstico temprano del deterioro cognitivo. INNOVA Research Journal, 5(3), 13. unirioja.es
- Cancino, M., Rehbein, L., Gómez-Pérez, D., & Ortiz, M. S. (2020). Evaluación de funcionamiento cognitivo en adultos: Análisis y contrastación de tres de los instrumentos de mayor divulgación en Chile. Revista médica de Chile, 148(4), 452-458. scielo.cl
- Sailema Lalaleo, A. J. (2023). Guía de estimulación cognitiva y su efecto en adultos mayores con deterioro cognitivo. uta.edu.ec
- Mazo Bañol, Y. & Moncada Botero, M. (2023). Protocolo de estimulación cognitiva de las funciones ejecutivas en adultos mayores con demencia por cuerpos de Lewy. ces.edu.co

- García-Ribas, G., Marín, A. S., & Barreto, P. L. (2023). Tratamiento del deterioro cognitivo. Medicine-Programa de Formación Médica Continuada Acreditado, 13(74), 4382-4394. [HTML]
- Radoja, I., & Degmečić, D. (2020). Urinary incontinence: diagnostic evaluation and first-line treatment. Southeastern European Medical Journal: SEEMEDJ, 4(1), 63-73. srce.hr
- Nambiar, A. K., Arlandis, S., Bø, K., Cobussen-Boekhorst, H., Costantini, E., de Heide, M., ... & Harding, C. K. (2022). European association of urology guidelines on the diagnosis and management of female non-neurogenic lower urinary tract symptoms. Part 1: diagnostics, overactive bladder, stress urinary incontinence, and mixed urinary incontinence. European Urology, 82(1), 49-59. abdn.ac.uk
- Shaw, C. & Wagg, A. (2021). Urinary and faecal incontinence in older adults. Medicine. [HTML]
- O'Connor, E., Nic an Riogh, A., Karavitakis, M., Monagas, S., & Nambiar, A. (2021). Diagnosis and non-surgical management of urinary incontinence–a literature review with recommendations for practice. International Journal of General Medicine, 4555-4565. tandfonline.com
- Pérez Carvajal, G. J. (2023). Relación entre ingesta de proteína de alto valor biológico y prevalencia de Sarcopenia en adultos mayores de un centro geriátrico de la provincia de Chimborazo .... espoch.edu.ec
- Sandoval Animas, G. E. (). Sarcopenia y malnutrición en personas mayores, una revisión bibliográfica actualizada. repositorio.xoc.uam.mx. uam.mx
- Petermann‐Rocha, F., Balntzi, V., Gray, S. R., Lara, J., Ho, F. K., Pell, J. P., & Celis‐Morales, C. (2022). Global prevalence of sarcopenia and severe sarcopenia: a systematic review and meta‐analysis. Journal of cachexia, sarcopenia and muscle, 13(1), 86-99. wiley.com
- Gao, Q., Mei, F., Shang, Y., Hu, K., Chen, F., Zhao, L., & Ma, B. (2021). Global prevalence of sarcopenic obesity in older adults: A systematic review and meta-analysis. Clinical Nutrition. researchgate.net
- Almohaisen, N., Gittins, M., Todd, C., Sremanakova, J., Sowerbutts, A. M., Aldossari, A., ... & Burden, S. (2022). Prevalence of undernutrition, frailty and sarcopenia in community-dwelling people aged 50 years and above: systematic review and meta-analysis. Nutrients, 14(8), 1537. mdpi.com
- Moretti, D., Fiorillo, P., Mogliani, M., Buncuga, M., & Fain, H. (2024). Evaluación de sarcopenia y los parámetros de bioimpedancia relacionados con la fuerza muscular en la consulta preoperatoria de cirugía espinal. Nutrición Hospitalaria, 41(1), 145-151. isciii.es

- Loyola, W. A. S., Corrales, G. A. L., Ganz, F., Caro, H. G., & Probst, V. S. (2020). Sarcopenia, definición y diagnóstico:¿ Necesitamos valores de referencia para adultos mayores de Latinoamérica?. Revista Chilena de Terapia Ocupacional, 20(2), 259-267. researchgate.net
- Criollo Sánchez, J. I. (2024). Uso de la dinamometría en adultos mayores para determinar sarcopenia. Revisión narrativa. udla.edu.ec
- Acosta-Benito, M. & Martín-Lesende, I. (2022). Fragilidad en atención primaria: Diagnóstico y manejo multidisciplinar. Atención Primaria. sciencedirect.com
- Barajas-Galindo, D. E., Arnáiz, E. G., Vicente, P. F., & Ballesteros-Pomar, M. D. (2021). Efectos del ejercicio físico en el anciano con sarcopenia. Una revisión sistemática. Endocrinología, Diabetes y Nutrición, 68(3), 159-169. [HTML]
- Murri, M. (2021). Efectos de la kinesioterapia en la sarcopenia del adulto mayor. ugr.edu.ar
- Castro Ellis, A. & Córdoba Granados, J. (). Beneficios no cardiovasculares del ejercicio físico en adultos mayores. kerwa.ucr.ac.cr. ucr.ac.cr
- Kaçmaz, H. Y., Döner, A., Kahraman, H., & Akin, S. (2023). Prevalencia y factores asociados a la fragilidad en pacientes mayores hospitalizados. Revista Clínica Española. unirioja.es
- Montesino, D. C., Reguera, I. P., Fernández, O. R., Relova, M. R., & Valladares, W. C. (2022). Caracterización clínica y epidemiológicamente de la discapacidad en la población adulta mayor. Interdisciplinary Rehabilitation/Rehabilitacion Interdisciplinaria, 2, 15-15. saludcyt.ar
- Raymundo, R. R., María, C. C. R., Edith, M. E. D., & Ernesto, R. O. R. (). Alteración de la velocidad de la marcha y del test de levantarse de la silla:¿ Inicio del síndrome de fragilidad en mujeres mayores institucionalizadas?. academia.edu. academia.edu
- Barillas Escobar, E. J. & Henríquez Mezquita, M. E. (2021). Análisis de la aplicación de la Escala de Fried en el diagnostico de fragilidad en el adulto mayor que consulta a la Clínica Comunal San Antonio Abad de la Red .... ues.edu.sv
- Martínez, J. M. O., Martínez, P. H., & Macías, J. G. (2024). Fragilidad, sarcopenia y osteoporosis. Medicina Clínica. [HTML]
- López, T. E. (2023). Construcción, diseño y validación de un instrumento de evaluación sobre el conocimiento del síndrome de fragilidad en adultos mayores. uaq.mx
- Fernández, A. M., Reyes, M. J., & López, M. I. V. (2022). Tecnologías de la información y comunicación (TIC) en formación y docencia. FMC-Formación Médica Continuada en Atención Primaria, 29(3), 28-38. [HTML]

- Sánchez, I. V. M. D. O., Bravo, M. G. E., Reyes, A. T. C., Marín, H. J. V., & Chacha, A. G. O. (2023). EduTrends: Navegando en la Era Digital de la Educación. Editorial Investigativa Latinoamericana (SciELa). google.com
- Céspedes-Tamayo, L. G., Augello-Díaz, S. L., & Ulloa-Cedeño, H. A. (2020). Redes sociales en el proceso enseñanza-aprendizaje. XIII Jornada de Aprendizaje en Red. researchgate.net
- Chaby, L., Benamara, A., Pino, M., Prigent, E., Ravenet, B., Martin, J. C., ... & Chetouani, M. (2022). Embodied virtual patients as a simulation-based framework for training clinician-patient communication skills: An overview of their use in psychiatric and geriatric care. Frontiers in Virtual Reality, 3, 827312. frontiersin.org
- Siew, A. L., Wong, J. W., & Chan, E. Y. (2021). Effectiveness of simulated patients in geriatric education: A scoping review. Nurse Education Today. [HTML]
- Masud, T., Ogliari, G., Lunt, E., Blundell, A., Gordon, A. L., Roller-Wirnsberger, R., ... & Stuck, A. E. (2022). A scoping review of the changing landscape of geriatric medicine in undergraduate medical education: curricula, topics and teaching methods. European geriatric medicine, 13(3), 513-528. springer.com
- Ong, E. Y., Bower, K. J., & Ng, L. (2021). Geriatric educational interventions for physicians training in non-geriatric specialties: a scoping review. Journal of Graduate Medical Education, 13(5), 654-665. allenpress.com
- Wu, S., Jackson, N., Larson, S., & Ward, K. T. (2020). Teaching Geriatrics and Transitions of Care to Internal Medicine Resident Physicians. Geriatrics. mdpi.com
- Pan, F., Ge, L., Hu, M., Liu, M., & Jiang, W. (2024). Application of virtual diagnosis and treatment combined with medical record teaching method in standardized training of general practitioner. Medicine. lww.com
- Stefanowicz-Kocoł, A., Grochowska, A., & Kołpa, M. (2023). A Model of Culture-Sensitive Blended/Distance Simulation Teaching and Learning in the Field of Geriatrics. atar.edu.pl
- Piot, M. A., Dechartres, A., Attoe, C., Jollant, F., Lemogne, C., Layat Burn, C., ... & Falissard, B. (2020). Simulation in psychiatry for medical doctors: a systematic review and meta‐analysis. Medical education, 54(8), 696-708. sorbonne-universite.fr

Capitulo 4

Secuencias Didácticas para Enseñanza de Síndromes Geriátricos a Médicos Residentes

Introducción

El envejecimiento de la población es un fenómeno global que plantea desafíos significativos y oportunidades únicas para el campo de la medicina. A medida que aumenta la proporción de adultos mayores en la sociedad, también lo hace la prevalencia de síndromes geriátricos específicos que requieren una atención especializada y un manejo cuidadoso. Entre estos, la fragilidad, la sarcopenia, el deterioro cognitivo, las caídas, y la incontinencia urinaria se destacan como condiciones críticas que impactan considerablemente la calidad de vida de los ancianos. Estos síndromes no solo afectan la salud física y mental de los individuos, sino que también imponen cargas significativas en los cuidadores, los sistemas de salud y la sociedad en general.

Reconociendo la creciente necesidad de una formación efectiva y especializada en geriatría, este libro está diseñado específicamente para docentes que se encuentran en la vanguardia de la educación médica. Nuestro objetivo es proporcionar una guía comprensiva para la enseñanza de los síndromes geriátricos, utilizando un enfoque de aprendizaje mixto o B-learning, que combina los métodos tradicionales de enseñanza con las tecnologías digitales modernas. Esta metodología no solo enriquece la experiencia de aprendizaje, sino que también permite una mayor flexibilidad, accesibilidad y adaptabilidad, elementos esenciales para educar a una nueva generación de médicos capaces de enfrentar los desafíos de la medicina geriátrica con competencia y compasión.

Este capítulo ofrece una serie de secuencias didácticas detalladas que cubren cada uno de los principales síndromes geriátricos. Estas secuencias están diseñadas para facilitar a los docentes la planificación e implementación de cursos efectivos, proporcionando estructuras claras, recursos educativos recomendados, actividades prácticas, y métodos de evaluación. Al integrar teoría y práctica, y al proporcionar numerosos ejemplos de cómo aplicar el conocimiento en situaciones clínicas reales, esperamos fomentar un aprendizaje significativo y duradero.

Al proporcionar esta guía integral, aspiramos a apoyar a los docentes en su esfuerzo por preparar a los futuros médicos, dotándolos de las habilidades y conocimientos necesarios para mejorar la atención y el bienestar de la población anciana. Creemos firmemente que una educación médica de calidad es la piedra angular para lograr un cuidado geriátrico excepcional y para responder efectivamente a las necesidades de una población en envejecimiento.

1. Secuencia Didáctica Detallada para el Síndrome de Inmovilidad

Objetivo: Profundizar en el entendimiento de las causas, consecuencias, diagnóstico y manejo de la inmovilidad en pacientes geriátricos, enfocando en intervenciones basadas en evidencia y en la implementación de planes de cuidados personalizados.

a. Introducción teórica (Lectura y video)

Contenido: Proporcionar una base teórica sólida sobre qué es la inmovilidad, sus causas más frecuentes en la población anciana (enfermedades neurológicas, musculoesqueléticas, etc.), y las complicaciones asociadas como úlceras por presión, atrofia muscular, y problemas psicológicos como depresión.

Recursos:

- Lectura: Artículos y capítulos de texto sobre epidemiología y fisiopatología de la inmovilidad.
- Video: Presentaciones de expertos discutiendo casos y explorando las últimas investigaciones sobre el tema.

b. Discusión en línea

Actividad:

Foro de discusión en la plataforma de aprendizaje donde los estudiantes pueden plantear preguntas, compartir experiencias clínicas y debatir sobre las mejores prácticas para prevenir la inmovilidad.

Temas de discusión:

Estrategias para identificar pacientes en riesgo, medidas preventivas efectivas en diferentes entornos de atención, y la importancia del trabajo interdisciplinario.

c. Estudio de caso práctico

Descripción: Análisis de un caso de un paciente anciano con inmovilidad severa debido a una combinación de artritis severa y accidente cerebrovascular. Los estudiantes deberán evaluar al paciente, identificar problemas potenciales y desarrollar un plan de manejo.

Actividades:

- Evaluación funcional utilizando herramientas estandarizadas como la Escala de Barthel.
- Diseño de un plan de rehabilitación que incluya fisioterapia, intervenciones nutricionales y apoyo psicosocial.

d. Simulación virtual

Objetivo: Utilizar simulaciones en la plataforma B-learning para practicar la evaluación física, el diagnóstico diferencial y la implementación de un plan de manejo multidisciplinar.

Escenarios simulados:

- Practicar el manejo de un paciente que ha desarrollado inmovilidad después de una cirugía de cadera.
- Intervenciones para prevenir la inmovilidad en un paciente con múltiples comorbilidades.

e. Evaluación

Métodos:

- Quiz interactivo: Preguntas de opción múltiple y verdadero/falso para evaluar el conocimiento teórico adquirido sobre la inmovilidad.
- Reflexión personal: Un informe reflexivo donde el estudiante deberá discutir un plan de mejora continua basado en un escenario de caso proporcionado, reflexionando sobre cómo aplicarían los conocimientos y habilidades aprendidas en un entorno clínico real.

f. Recursos adicionales

- Acceso a artículos de investigación actuales, para que los estudiantes puedan mantenerse al día con los últimos avances en el tratamiento y manejo de la inmovilidad.
- Webinars y conferencias: Links a conferencias online con expertos en geriatría y rehabilitación para expandir su aprendizaje y entender diferentes perspectivas y enfoques.

2. Secuencia Didáctica Detallada para el Síndrome de Caídas

Objetivo: Capacitar a los médicos residentes para identificar factores de riesgo de caídas, evaluar eficazmente a pacientes en riesgo y aplicar estrategias preventivas y tratamientos efectivos en la población geriátrica.

a. Presentación interactiva (Webinar)

Contenido: Introducción a la epidemiología de las caídas en ancianos, factores de riesgo tanto intrínsecos como extrínsecos, y las últimas guías de práctica clínica para la prevención de caídas.

Recursos:

- Webinar: Presentación en vivo por un experto en geriatría que también abordará las preguntas de los residentes en tiempo real.
- Slides Interactivos: Presentaciones que los estudiantes pueden revisar a su propio ritmo, con enlaces a estudios clave y recursos adicionales.

b. Taller virtual

Actividad: Sesiones prácticas donde los residentes aprenden a utilizar herramientas de evaluación de riesgo de caídas como la Escala de Tinetti, la Prueba de Levantamiento y Caminata, y otras medidas de balance y movilidad.

Simulación: Uso de casos clínicos virtuales para practicar la evaluación de pacientes, interpretar resultados y tomar decisiones sobre las intervenciones apropiadas.

c. Debate en grupo

Descripción: Discusiones en pequeños grupos utilizando plataformas de videoconferencia para explorar y debatir sobre diferentes estrategias preventivas adaptadas a diversos entornos (como el hospital, el hogar o instituciones de larga estancia).

Objetivos: Cada grupo debe desarrollar un plan de prevención de caídas, teniendo en cuenta las características específicas del entorno y del paciente.

d. Role-playing (Simulación)

Objetivo: Practicar intervenciones en escenarios controlados con actores o simuladores que representan pacientes ancianos con alto riesgo de caídas.

Actividades: Implementación de intervenciones preventivas, uso de dispositivos de ayuda, y cómo educar a pacientes y cuidadores sobre la prevención de caídas.

e. Evaluación

Métodos:

- Prueba de habilidades prácticas: Evaluación de las competencias adquiridas mediante un circuito de estaciones donde los residentes demuestran sus habilidades en evaluación y manejo de riesgos de caídas.

- Test de conocimientos teóricos: Examen online que incluye preguntas de opción múltiple, verdadero/falso y respuestas cortas sobre la teoría de prevención de caídas.

f. Recursos adicionales

Acceso a simulaciones avanzadas: Plataforma que ofrece escenarios virtuales más complejos para que los residentes practiquen la identificación y manejo de caídas en situaciones diversas.

Lecturas complementarias y videos: Materiales que abordan estudios de caso, revisiones de intervenciones efectivas y nuevas tecnologías en la prevención de caídas.

3. Secuencia Didáctica Detallada para la Incontinencia Urinaria

Objetivo: Profundizar en la comprensión, diagnóstico y manejo de la incontinencia urinaria en la población geriátrica, promoviendo un enfoque integrado y multidisciplinario en el tratamiento.

a. Seminario

Contenido: Visión general de la incontinencia urinaria, incluyendo la clasificación de los diferentes tipos (esfuerzo, urgencia, mixta, y por rebosamiento), y revisión de las opciones de tratamiento actuales.

Recursos:

- Videoconferencia: Presentación de un especialista en urología o geriatría que explique las bases fisiológicas y las implicaciones clínicas de la incontinencia.
- Artículos: Lecturas asignadas que cubren estudios recientes y guías de práctica clínica actualizadas.

b. Trabajo colaborativo

Actividad: En pequeños grupos, los residentes desarrollarán un plan de cuidado interdisciplinario para un caso de estudio de un paciente geriátrico con incontinencia urinaria, teniendo en cuenta los aspectos médicos, psicológicos, y sociales.

Objetivos: Integrar conocimientos teóricos con la práctica clínica, fomentando la colaboración entre disciplinas como urología, enfermería, fisioterapia y trabajo social.

c. Simulación clínica

Descripción: Ejercicios prácticos en plataformas de simulación que permitan a los residentes realizar evaluaciones diagnósticas (como historias clínicas, pruebas de estrés, y cistografías), prescribir tratamientos y manejar seguimientos.

Actividades: Simulación de interacciones con pacientes y decisiones clínicas basadas en resultados de pruebas y respuestas a tratamientos previos.

d. Foro de discusión

Objetivo: Facilitar un espacio de intercambio de experiencias y estrategias sobre el manejo de la incontinencia en diferentes contextos geriátricos.

Metodología: Discusiones dirigidas por un moderador que plantea escenarios clínicos, dilemas éticos y preguntas sobre decisiones de tratamiento, animando a los residentes a contribuir con sus opiniones y aprendizajes previos.

e. Evaluación

Métodos:

- Examen online: Test que incluye preguntas de opción múltiple, casos prácticos y preguntas de desarrollo para evaluar el conocimiento teórico y la capacidad de aplicarlo en la práctica.
- Presentación de un caso clínico: Los residentes presentarán un análisis detallado de un paciente ficticio, incluyendo evaluación, opciones de tratamiento y planes de seguimiento, demostrando su habilidad para integrar y aplicar el conocimiento adquirido.

f. Recursos adicionales

Plataforma de aprendizaje: Acceso continuo a una plataforma que contiene videos educativos, simulaciones interactivas y foros de discusión para reforzar el aprendizaje autónomo y continuo sobre la incontinencia urinaria.

Webinars y talleres: Oportunidades para participar en seminarios web y talleres prácticos sobre las últimas innovaciones en el diagnóstico y tratamiento de la incontinencia urinaria.

4. Secuencia Didáctica Detallada para el Deterioro Cognitivo

Objetivo: Equipar a los médicos residentes con habilidades y conocimientos críticos para evaluar, diagnosticar y manejar el deterioro cognitivo en la población geriátrica, con un enfoque integral que incluye intervenciones médicas, psicológicas y sociales.

a. Curso en línea

Contenido: Una introducción exhaustiva a los tipos de deterioro cognitivo, incluyendo el deterioro cognitivo leve (DCL) y diversas formas de demencia, como la enfermedad de Alzheimer y la demencia vascular.

Recursos:

- Videos educativos: Presentaciones grabadas por expertos en neurología y geriatría, discutiendo las bases patológicas y las manifestaciones clínicas del deterioro cognitivo.
- Lecturas digitales: Artículos y capítulos de libros sobre las últimas investigaciones y tratamientos disponibles.

b. Discusión en línea

Actividad: Foros de discusión moderados donde los residentes analizan estudios de caso para identificar signos y síntomas de deterioro cognitivo, discutir estrategias de evaluación y compartir enfoques de manejo.

Objetivos: Fomentar la reflexión crítica sobre los desafíos diagnósticos y terapéuticos y mejorar la capacidad de los residentes para trabajar en un marco de equipo interdisciplinario.

c. Actividades interactivas

Descripción: Uso de software especializado para realizar evaluaciones cognitivas virtuales, incluyendo el Mini-Mental State Examination (MMSE) y el Montreal Cognitive Assessment (MoCA).

Práctica: Simulaciones que permiten a los residentes aplicar estos instrumentos en escenarios clínicos simulados, seguidos de retroalimentación automática y explicaciones detalladas sobre las respuestas correctas.

d. Grupo de estudio

Actividad: Reuniones regulares de grupos de estudio para revisar artículos recientes y discutir innovaciones en el tratamiento y manejo del deterioro cognitivo, incluyendo terapias farmacológicas y no farmacológicas.

Metodología: Análisis de la literatura reciente en pequeños grupos, con presentaciones grupales que resumen hallazgos clave y su aplicabilidad clínica.

e. Evaluación

Métodos:

- Presentación de un plan de manejo: Cada residente presenta un caso completo, desde la evaluación inicial hasta el plan de manejo, incluyendo estrategias para manejar los aspectos médicos, psicológicos y sociales del cuidado.
- Test interactivo: Un examen compuesto por preguntas de opción múltiple, respuestas cortas y escenarios de casos prácticos para evaluar tanto el conocimiento teórico como las habilidades clínicas.

f. Recursos adicionales

Acceso a conferencias y seminarios web: Links a conferencias virtuales y seminarios web impartidos por expertos en deterioro cognitivo y demencia.

Herramientas de aprendizaje continuo: Suscripciones a revistas especializadas en neurología y geriatría, y acceso a bases de datos de investigaciones para mantenerse actualizado sobre los avances en el campo.

5. Secuencia Didáctica Detallada para la Sarcopenia

Objetivo: Dotar a los médicos residentes de conocimientos y habilidades prácticas para identificar, prevenir y tratar la sarcopenia en la población geriátrica, utilizando un enfoque integrado que abarque desde la evaluación hasta la intervención multidisciplinaria.

a. Lecciones multimedia

Contenido: Una introducción detallada a la sarcopenia, incluyendo su definición, mecanismos patofisiológicos, impacto clínico y criterios diagnósticos actuales según el consenso europeo (EWGSOP2).

Recursos:

- Videos educativos: Presentaciones de expertos en geriatría y fisiatría que discuten los aspectos fisiológicos y las consecuencias de la sarcopenia.
- Artículos y guías: Lecturas digitales que proporcionan información actualizada sobre los últimos avances en la investigación y tratamiento de la sarcopenia.

b. Talleres prácticos

Actividad: Sesiones de capacitación sobre cómo implementar programas de ejercicio físico y estrategias nutricionales para prevenir y tratar la sarcopenia. Incluye formación en el uso de equipos de resistencia y técnicas de entrenamiento de fuerza.

Metodología: Aprendizaje práctico con demostraciones en vivo y oportunidades para que los residentes practiquen y reciban retroalimentación directa.

c. Debate grupal

Objetivo: Analizar casos clínicos complejos para identificar la sarcopenia y discutir estrategias de intervención multidisciplinaria.

Formato: Discusiones en grupos pequeños guiadas por un facilitador, con el apoyo de estudios de caso que reflejen diferentes escenarios y niveles de severidad de sarcopenia.

d. Laboratorio virtual

Descripción: Simulaciones interactivas en las que los residentes utilizan herramientas de diagnóstico virtuales como la bioimpedancia eléctrica y la DEXA para medir la composición corporal y diagnosticar la sarcopenia.

Práctica: Ejercicios en línea que permiten a los residentes interpretar resultados de pruebas y tomar decisiones clínicas basadas en escenarios simulados.

e. Evaluación

Métodos:

- Examen práctico y teórico: Evaluación de las habilidades y conocimientos adquiridos a través de un examen que incluye tanto preguntas de opción múltiple como una componente práctica, donde los residentes deben demostrar su capacidad para evaluar y planificar tratamientos para pacientes ficticios.
- Presentación de proyectos: Los residentes desarrollan y presentan un plan de intervención integral para un caso de sarcopenia, considerando aspectos como ejercicio, nutrición y manejo médico.

f. Recursos adicionales

Webinars y talleres en línea: Acceso a eventos educativos que presentan innovaciones y estudios de investigación recientes sobre el tratamiento y manejo de la sarcopenia.

Plataforma de recursos continuos: Suscripción a una plataforma que ofrece actualizaciones regulares, videos instructivos y artículos de interés sobre sarcopenia y salud geriátrica en general.

6. Secuencia Didáctica Detallada para el Síndrome de Fragilidad en el Adulto Mayor

Objetivo: Brindar a los médicos residentes una formación completa sobre la identificación, evaluación y manejo de la fragilidad en adultos mayores, integrando enfoques multidisciplinares que abarquen tanto prevención como intervención.

a. Curso Introductorio en Línea

Contenido: Fundamentos del síndrome de fragilidad, incluyendo su definición, criterios diagnósticos, y el impacto en la salud y bienestar de los ancianos.

Recursos:

- Videos Educativos: Series de videos que detallan la fisiopatología de la fragilidad, factores de riesgo asociados, y consecuencias clínicas.
- Lecturas recomendadas: Artículos y capítulos de libros sobre modelos actuales de evaluación de la fragilidad y su relevancia clínica.

b. Talleres Interactivos

Actividad: Talleres prácticos sobre cómo utilizar herramientas de evaluación de la fragilidad, como la Escala de Fragilidad de Fried y el Índice de Fragilidad Acumulativa.

Metodología: Aprendizaje práctico con simulaciones de casos, donde los residentes aplican estas herramientas en pacientes ancianos simulados, seguido de discusiones grupales sobre los resultados.

c. Foros de Discusión

Objetivo: Discutir el manejo interdisciplinario de la fragilidad, compartiendo estrategias de intervención desde diferentes disciplinas (medicina, enfermería, fisioterapia, trabajo social).

Formato: Foros online donde los residentes pueden intercambiar ideas, debatir estrategias de manejo, y aprender de las experiencias de sus colegas y profesores.

d. Simulaciones de Manejo de Casos

Descripción: Uso de casos clínicos virtuales para practicar la toma de decisiones en el manejo de la fragilidad, incluyendo la planificación de intervenciones como programas de ejercicio, modificaciones nutricionales, y soporte psicosocial.

Práctica: Los residentes trabajan en equipos para desarrollar planes de manejo integral, evaluando la efectividad de diferentes intervenciones a través de simulaciones interactivas.

e. Evaluación

Métodos:

- Evaluación práctica: Los residentes presentan sus planes de manejo a través de simulaciones de role-playing, recibiendo retroalimentación en tiempo real sobre su enfoque clínico y habilidades de comunicación.
- Test de conocimientos: Un examen escrito que cubre todos los aspectos teóricos del síndrome de fragilidad, asegurando la comprensión y capacidad de aplicar el conocimiento adquirido.

f. Proyecto de Mejora Continua

Actividad final: Desarrollo de un proyecto de mejora de calidad en un entorno geriátrico, donde los residentes identifican un problema relacionado con la fragilidad, analizan datos, e implementan un plan de mejora basado en evidencia.

Objetivo: Aplicar el conocimiento y las habilidades adquiridas en un contexto real, con el fin de mejorar los resultados de los pacientes en entornos de cuidado geriátrico.

g. Recursos adicionales

Acceso a webinars y conferencias: Enlaces a conferencias y seminarios web de expertos en geriatría que discuten los últimos avances y estudios en el manejo de la fragilidad.

Biblioteca digital: Acceso continuo a una biblioteca de recursos digitales con materiales de lectura, videos instructivos y guías de mejores prácticas sobre la fragilidad.

Capitulo 5

Uso De La Inteligencia Artificial En La Practica Geriátrica.

Introducción

El envejecimiento de la población es uno de los desafíos más significativos que enfrenta la sociedad global en el siglo XXI. En América Latina, esta tendencia demográfica se ha convertido en una realidad innegable, donde el aumento en la expectativa de vida y la disminución de las tasas de natalidad han resultado en un crecimiento constante de la población de adultos mayores. Según datos de la Comisión Económica para América Latina y el Caribe (CEPAL), para el año 2024, se espera que más del 15% de la población total de América Latina tenga 65 años o más. Este cambio demográfico plantea retos significativos para la atención médica, la calidad de vida y el bienestar de esta creciente población de adultos mayores.

En este contexto, la tecnología, y en particular, la Inteligencia Artificial (IA), ha surgido como una herramienta prometedora para abordar los desafíos y necesidades de la atención médica geriátrica. La IA tiene el potencial de transformar radicalmente la práctica médica al ofrecer soluciones innovadoras y personalizadas que pueden mejorar la calidad de vida de las personas mayores, optimizar la gestión de recursos en el sistema de salud y apoyar a los profesionales de la salud en la toma de decisiones clínicas.

A medida que avanzamos hacia un futuro donde la atención médica para los adultos mayores juega un papel central en el desarrollo sostenible de América Latina, es fundamental explorar y comprender el papel que desempeña la IA en este contexto. Esta investigación pretende arrojar luz sobre los desafíos y oportunidades que la IA presenta, contribuyendo así al avance de la medicina geriátrica en la región y al bienestar de sus ciudadanos mayores.

1. Inteligencia Artificial Aplicada A La Atención Geriátrica

a. Definición de Inteligencia Artificial

La inteligencia artificial (IA) es un campo que emerge rápidamente en la tecnología educativa, incluso en el contexto de la educación médica (Zawacki - Richter O ;et al, 2019). La IA, impulsada por algoritmos de aprendizaje automático, está ganando popularidad en el sector de la salud y tiene el potencial de mejorar la atención al paciente, el análisis de datos en tiempo real y la monitorización continua de los pacientes (Kolachalama, V. and Garg, P. , 2018) (Sapci, A. and Sapci, H. , 2020).

La IA se refiere al desarrollo de sistemas y algoritmos capaces de realizar tareas que, normalmente, requieren inteligencia humana, como el procesamiento de lenguaje natural, el aprendizaje automático y la toma de decisiones.

b. I.A en la Educación Medica.

En el campo de la educación médica, la IA tiene diversas aplicaciones, como el aprendizaje personalizado, el análisis de datos, el reconocimiento de imágenes médicas y la toma de decisiones sobre planes de tratamiento (Chan, K. and Zary, N., 2019) (Xu, H: et al, 2022). Sin embargo, la adopción de la IA en la educación médica enfrenta desafíos, incluida la necesidad de que los educadores participen más en la investigación e implementación de la IA (Zawacki - Richter O ;et al, 2019)

Ya se está explorando la integración de la IA en los planes de estudios de las facultades de medicina, y las aplicaciones de la tecnología de la IA se hacen sentir en diversas disciplinas médicas (Wood, E; et al, 2021). Existe un reconocimiento creciente del potencial de la IA en la educación médica, incluida su capacidad para mejorar los procesos de enseñanza y aprendizaje (Popenici, S. and Kerr, S. , 2017). Sin embargo, la adopción de la IA en la educación médica requiere una cuidadosa consideración de factores como la revisión del plan de estudios, la inclusión de conceptos básicos de la IA en la educación médica y el desarrollo de herramientas habilitadas para la IA (Iqbal, S., 2022) (Memon, S;et al, 2021).

El uso de la IA en la educación médica también plantea consideraciones éticas y la necesidad de educación en bioética (Briganti, G. and Moine, O., 2020). Así como el impacto de la IA en el panorama educativo y la psicología de los actores del proceso educativo (Dziatkovskii, A. , 2023) y los conocimientos y las actitudes de los estudiantes y educadores de medicina hacia la IA en la educación médica (Doumat, G;et al, 2022)

Un aspecto clave de la IA en el contexto de la educación médica es su capacidad para proporcionar soluciones personalizadas y adaptativas. En este sentido, es importante reconocer que la incorporación de la inteligencia artificial en el área médica, desde la dimensión profesional y académica, no pretende sustituir el trabajo o el conocimiento humano, sino que pretende apoyar la práctica médica y proporcionar las herramientas de aprendizaje necesarias a la materia, facilitando su comprensión durante el proceso formativo (Aguilar Bucheli, D; et al, 2023) .

Los algoritmos de aprendizaje automático (ML), una rama de la IA, están ganando popularidad en el sector sanitario. La IA impulsada por algoritmos de aprendizaje automático tiene el potencial de transformar la educación médica al brindar experiencias de aprendizaje personalizadas y mejorar la precisión del diagnóstico (Kolachalama, V. B. & Garg, P. S., 2018). La inteligencia artificial (IA) ha demostrado un enorme potencial para transformar la prestación y la accesibilidad de la atención médica en América Latina. El uso de la IA en este contexto puede mejorar la salud y el bienestar de los adultos mayores, ayudar en los cuidados de enfermería y abordar los desafíos relacionados con el cumplimiento de los medicamentos y el manejo de la enfermedad (García Alonso R; et al, 2022).

c. Situación de la IA en Latino América

En América Latina, los sistemas de salud varían de un país a otro y encuentra su mayor referente de aplicación en el campo de la asistencia oncológica (García Alonso R; et al, 2022) (Liliana, Sussman. ; et al, 2022); la IA se ha vuelto importante en la atención del cáncer, con resultados prometedores en la predicción de parámetros clínicamente relevantes, el diagnóstico del cáncer, la investigación y la medicina personalizada. Sin embargo, el desarrollo y la cooperación en la investigación de la IA y la atención geriátrica en América Latina son limitados.

El fortalecimiento de la colaboración y la comunicación entre los países, las regiones y las instituciones puede impulsar aún más el desarrollo de la IA en la atención geriátrica en América Latina [3].

Entre las temáticas y áreas de estudio en nuestra región podemos citar:

La Mejora en la Atención Sanitaria a Personas Mayores: El uso de la IA impacta en mejorar la seguridad del paciente en la atención sanitaria. Esto incluye la detección temprana de enfermedades como la demencia y otros problemas geriátricos, identificación de reacciones adversas a medicamentos durante la hospitalización y la creación de listas de reconciliación de medicamentos para reducir errores clínicos y mejorar el envejecimiento (Jehath Syed, 2022).

Oportunidades para la Práctica de Enfermería Gerontológica: Se ha discutido cómo la IA puede avanzar en la práctica de enfermería gerontológica, aunque los detalles específicos del estudio no estaban disponibles, se resalta la importancia de la IA en la salud de los adultos mayores y su potencial para mejorar la práctica gerontológica (O'Connor S, 2022).

Revisión del Uso de IA en la Atención a los Ancianos: Un estudio de revisión abarca varios tipos de tecnologías de IA utilizadas en la atención a los ancianos, como robots, dispositivos ex esqueléticos, casas inteligentes, aplicaciones de salud inteligentes y dispositivos de voz activada. Estas tecnologías desempeñan roles como terapeutas de rehabilitación, apoyos emocionales, facilitadores sociales, supervisores y promotores cognitivos. El impacto de la IA en la atención a los ancianos es prometedor, aunque se necesita más investigación para validar estos roles (Ma, B. et al, 2023).

Impacto de la IA en la Salud de los Ancianos y Posibles Discriminaciones: La Organización Mundial de la Salud ha resaltado la capacidad de la IA para predecir riesgos de salud y personalizar la gestión de la atención sanitaria. Sin embargo, también advierte sobre el riesgo de discriminación por edad debido a sesgos en los datos que alimentan estas tecnologías y en el diseño de las mismas. Se han propuesto políticas para garantizar que la IA tenga un impacto positivo en la vida de los ancianos y se evite la discriminación por edad (ONU, 2022).

Equilibrio entre Seguridad y Autonomía para Adultos Mayores: Un taller exploró la IA en el contexto de equilibrar la seguridad y la autonomía de los adultos mayores y las personas con discapacidades. Este enfoque subraya la importancia de que la IA ayude a estas poblaciones a vivir de manera tan independiente como sea posible (Lustig, T. A., & Cilio, C. M., 2019).

IA en el Cuidado de Personas Mayores que Viven Solas: Un estudio en España demuestra cómo la IA puede ayudar en el cuidado de las personas mayores que viven solas, permitiendo a los cuidadores familiares monitorear a través de una aplicación móvil. Este enfoque aumenta la seguridad y el bienestar del familiar y también incluye servicios de acompañamiento y asistencia técnica remota (Infogeriatria, 2022)

La pertinencia de esta investigación radica en la necesidad imperante de explorar las características de la aplicación de tecnologías virtuales por inteligencia artificial en la atención geriátrica y gerontológica de latino américa.

La relevancia de este estudio radica en la necesidad urgente de comprender cómo la IA se está implementando y utilizando en la práctica médica geriátrica en el contexto latinoamericano en el año 2024. A través de un enfoque positivista y un diseño exploratorio, este estudio pretende arrojar luz sobre las siguientes cuestiones:

1. Evaluación de la adopción y utilización de tecnologías de IA en la atención a personas mayores en América Latina.

2. Identificación de las ventajas y desafíos asociados con la integración de la IA en la práctica médica geriátrica en la región.

3. Análisis de los impactos potenciales de la IA en la calidad de vida de los adultos mayores y en la eficiencia de los servicios de atención médica.

4. Evaluación de las perspectivas y actitudes de los profesionales de la salud geriátrica hacia la IA como herramienta complementaria en su práctica.

5. Identificación de posibles recomendaciones para la mejora de la implementación y adopción de la IA en la atención médica geriátrica en América Latina.

En este sentido se propone realizar un estudio exploratorio que permita establecer las bases para futuras investigaciones, en relación a las características del uso de inteligencia artificial en la practica medica geriátrica de los países miembros del COMLAT (Comité Latinoamericano de Geriatría)

El estudio de Garcia Alonso (2022) (García Alonso R; et al, 2022) indica en sus conclusiones que: la inteligencia artificial (IA) tiene el potencial de transformar la prestación y la accesibilidad de la atención médica en América Latina, particularmente en los países de ingresos bajos y medianos.

La inteligencia artificial también se utiliza para el análisis predictivo en la atención médica, lo que ayuda a identificar a los pacientes en riesgo de desarrollar ciertas afecciones o complicaciones. Esto puede ayudar a la intervención temprana y a los planes de tratamiento personalizados.

Los chatbots y los asistentes virtuales con tecnología de inteligencia artificial se utilizan para proporcionar información sanitaria básica y apoyo a los pacientes, lo que ayuda a mejorar el acceso a los servicios de salud.

La IA se está utilizando para el descubrimiento y el desarrollo de fármacos, lo que ayuda a acelerar el proceso de identificación de posibles nuevos fármacos y tratamientos.

La inteligencia artificial se utiliza para la monitorización remota de los pacientes, lo que permite a los proveedores de atención médica controlar de forma remota los signos vitales y el estado de salud de los pacientes, lo que permite realizar intervenciones oportunas y reducir la necesidad de visitas presenciales.

El estudio de Jingjing Wang, 2023 (Wang J, et al, 2023)"Aplicación de la inteligencia artificial en la atención geriátrica: análisis bibliométrico" analiza los puntos críticos de investigación actuales y las redes de colaboración en la aplicación de la IA en la atención geriátrica mediante el análisis bibliométrico.

El estudio reveló que la investigación sobre la aplicación de la IA en la atención geriátrica ha experimentado un rápido desarrollo, con un aumento significativo de las publicaciones entre 2014 y 2022, que representan el 90,87% de todas las publicaciones.

Los principales puntos críticos de investigación identificados en este campo incluyen la enfermedad de Alzheimer, el cuidado de las personas mayores, la aceptación y la vigilancia y el tratamiento de las enfermedades.

El aprendizaje automático, el aprendizaje profundo y la rehabilitación se han convertido recientemente en puntos críticos de investigación sobre la aplicación de la IA en la atención geriátrica.

Los Estados Unidos y el International Journal of Social Robotics han sido los principales contribuyentes en cuanto al número de publicaciones sobre este tema.

2. Consideraciones Éticas

Los problemas de privacidad y transparencia en el uso de los datos y registros de los pacientes, así como las dificultades tecnológicas y regulatorias, son desafíos a los que se enfrentan los países de América Latina a la hora de implementar servicios basados en la inteligencia artificial en la atención médica.

La prestación de servicios de salud basados en la inteligencia artificial en América Latina contribuye a promover los Objetivos de Desarrollo Sostenible de las Naciones Unidas. (García Alonso R; et al, 2022)

Referencias

- García Alonso R; et al. (2022). Digital Health and Artificial Intelligence: Advancing Healthcare Provision in Latin America. IT Professional. doi:doi: 10.1109/mitp.2022.3143530

- Aguilar Bucheli, D; et al. (2023). Artificial intelligence in medical education Latin American context. . Metro Ciencia, https://doi.org/10.47464/metrociencia/vol31/2/2023/21-34.
- Briganti, G. and Moine, O. (2020). Artificial intelligence in medicine: today and tomorrow. . Frontiers in Medicine, 7, https://doi.org/10.3389/fmed.2020.00027.
- Chan, K. and Zary, N. (2019). Applications and challenges of implementing artificial intelligence in medical education: integrative review. . Jmir Medical Education, https://doi.org/10.2196/13930.
- Doumat, G;et al. (2022). Knowledge and attitudes of medical students in lebanon toward artificial intelligence: a national survey study. Frontiers in Artificial Intelligence, https://doi.org/10.3389/frai.2022.1015418.
- Dziatkovskii, A. . (2023). The ergonomic effect of AI & ML in education. https://doi.org/10.46916/26042023-1-978-5-00174-960-8.
- Infogeriatria. (2022). Recuperado el 01 de 02 de 2023, de Infogeriatria: https://www.infogeriatria.com/noticias/20220113/estudio-demuestra-inteligencia-artificial-ayuda-cuidado-personas-mayores-viven-solas
- Iqbal, S. (2022). Are medical educators primed to adopt artificial intelligence in healthcare system and medical education?. Health Professions Educator Journal, 7-8. doi:https://doi.org/10.53708/hpej.v5i1.1707
- Jehath Syed. (2022). Recuperado el 02 de 02 de 2024, de s4be.cochrane.org: https://s4be.cochrane.org/blog/2022/10/14/involving-artificial-intelligence-technologies-in-the-care-of-older-people-the-future-of-healthcare/
- Kolachalama, V. and Garg, P. . (2018). Machine learning and medical education. . NPJ Digital Medicine, https://doi.org/10.1038/s41746-018-0061-1.
- Kolachalama, V. B. & Garg, P. S. (2018). Machine learning and medical education. , 1(1). . NPJ Digital Medicine, https://doi.org/10.1038/s41746-018-0061-1.
- Liliana, Sussman. ; et al. (2022). Integration of artificial intelligence and precision oncology in Latin America. Frontiers in medical technology. doi:doi: 10.3389/fmedt.2022.1007822
- Lustig, T. A., & Cilio, C. M. (2019). Artificial Intelligence Applications for Older Adults and People with Disabilities: Balancing Safety and Autonomy: Proceedings of a Workshop—in Brief. (E. a. National Academies of Sciences, D. o. Education, H. a. Division, B. o. Services, B. o. Policy, & D. a. Forum on Aging, Edits.) National Academies Press (US). doi:DOI: 10.17226/25427

- Ma, B. et al. (2023). Artificial intelligence in elderly healthcare: A scoping review. Ageing research reviews. doi:https://doi.org/10.1016/j.arr.2022.101808
- Memon, S;et al. (2021). Perception about artificial intelligence in medical education. PJMHS, 419-420. doi: https://doi.org/10.53350/pjmhs2023173419
- O'Connor S. (2022). Artificial Intelligence for Older Adult Health: Opportunities for Advancing Gerontological Nursing Practice. Journal of gerontological nursing, 48(12), 3–5. doi:https://doi.org/10.3928/00989134-20221107-01
- ONU. (2022). Recuperado el 01 de 02 de 2023, de News ONU: https://news.un.org/es/story/2022/02/1503842
- Popenici, S. and Kerr, S. . (2017). Exploring the impact of artificial intelligence on teaching and learning in higher education. . Research and Practice in Technology Enhanced Learning, https://doi.org/10.1186/s41039-017-0062-8.
- Sapci, A. and Sapci, H. . (2020). Artificial intelligence education and tools for medical and health informatics students: systematic review. . Jmir Medical Education, https://doi.org/10.2196/19285.
- Wang J, et al. (2023). Application of Artificial Intelligence in Geriatric Care Bibliometric Analysis. J Med. doi:DOI: 10.2196/46014
- Wood, E; et al. (2021). Are we ready to integrate artificial intelligence literacy into medical school curriculum: students and faculty survey. . Journal of Medical Education and Curricular Development, https://doi.org/10.1177/23821205211024078.
- Xu, H: et al. (2022). Cultivation path of compound talents in ophthalmic diagnosis, treatment, and nursing based on artificial intelligence. Journal of Clinical and Nursing Research, 106-111. doi:https://doi.org/10.26689/jcnr.v6i5.4387.
- Zawacki - Richter O ;et al. (2019). Systematic review of research on artificial intelligence applications in higher education - where are the educators? International Journal of Educational Technology in Higher Education, https://doi.org/10.1186/s41239-019-0171-0.

Índice

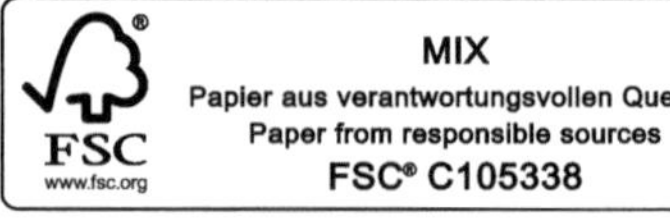

Printed by Books on Demand GmbH, Norderstedt / Germany